Starke Frauen bleiben jung

Miriam E. Nelson

Unter Mitarbeit
von Sarah Wernick

STARKE
Frauen
BLEIBEN
jung

Länger jung
bleiben mit
Bodyfeeling und
leichtem
Krafttraining

**Mit einem
Vorwort von
Jutta Schuhn**

- Ersetzt Fettgewebe
  durch Muskeln

- Beugt Osteoporose vor

- Verbessert Energie und
  Gleichgewichtssinn

UMSCHAU

Die Originalausgabe erschien 1997 unter dem Titel „Strong Women Stay Young"

Die Deutsche Bibliothek – CIP-Einheitsaufnahme

Nelson, Miriam:
Starke Frauen bleiben jung : länger jung bleiben mit Bodyfeeling und leichtem Krafttraining/
Miriam E. Nelson. Unter Mitarbeit von Sarah Wernick. Mit einem Vorwort von Jutta Schuhn.
Aus dem Amerikanischen übersetzt von Birte Svensson. –
Frankfurt am Main : Umschau-Buchverlag, 1998
    Einheitssachtitel: Strong women stay young <dt.>
    ISBN 3-524-72012-9

Koordination und redaktionelle Bearbeitung: AMS Autoren- und Medienservice, Reute
Übersetzung aus dem Amerikanischen: AMS/Birte Svensson
Einbandgestaltung: Studio Lüdtke & Team, München
Titelfoto: The Stock Market Photo Agency, Düsseldorf
Fotos im Innenteil: Studio Scharfscheer, Frankfurt am Main
Satz: AMS/Layoutsatz Kendlinger
Druck und Verarbeitung: Druck- und Verlagsanstalt Wiener Verlag, Himberg

Printed in Austria

ISBN 3-524-72012-9

Inhalt

Vorwort von Jutta Schuhn   7

Einführung   9

I Was Sie mit Krafttraining bewirken können

1 Ja, Sie *können* die Uhr zurückdrehen!	13
2 Die Muskeln stärken	29
3 Das Skelett kräftigen	45
4 Das Gleichgewicht verbessern	65

II Den Anfang machen

5 Vom Vorsatz zur Ausführung	77
6 Die Ausrüstung	87

III Das „Starke-Frauen-bleiben-jung"-Programm

7 Grundlagen für ein Krafttraining ohne Risiko	97
8 Acht Übungen, die Sie stark machen	107
9 Ein eigenes Programm gestalten	129
10 Durchhalten	137

IV Fit sein ein Leben lang

11 Noch mehr Kraftübungen   153

12 Programm für das
    Fitness-Center   181

13 Fragen & Antworten   207

14 Fortschritte
    kontrollieren   219

Danksagung 234

Register 236

Vorwort

„Starke Frauen bleiben jung" ist keineswegs nur ein Slogan, der sich toll anhört, sondern Realität. Spontan war ich daher von diesem Buch begeistert, und es kommt hinzu, daß über Dr. M. E. Nelsons bahnbrechende Forschungen zwar schon weltweit berichtet wurde, sie aber jetzt in diesem leichtverständlichen Ratgeber mit Schritt-für-Schritt-Anleitungen ihre Ergebnisse selbst vorlegt.

Dieses Buch ist in vielerlei Hinsicht ein unverzichtbares Hilfsmittel für Frauen jeden Alters, vor allem aber im Alter ab 35. Es korrigiert die verengte Sicht, daß Fitness und körperliche Aktivität nur etwas für junge, sportliche Leute sind, und veranschaulicht eindrucksvoll, daß Bewegung und körperliche Fitness vor allem mit fortschreitendem Alter wichtig und unerläßlich für das Wohlbefinden sind – für ganzheitliches Wohlbefinden von Körper, Seele und Geist.

Gründe genug, die nötige und im Hinblick auf den Nutzen relativ geringe Zeit aufzubringen, den Körper, seine Funktionen und Bedürfnisse besser kennenzulernen und zu trainieren, denn regelmäßiges Training hilft vor allem, den Prozeß der Knochenverdünnung, der bei Frauen schon ab 20 einsetzt – bei Männern erst ab 50 –, aufzuhalten, zumindest aber zu verzögern. Außerdem läßt sich schon mit relativ geringem Trainingsaufwand dem Absinken der Muskelmasse, das ab 40 beginnt, entgegenwirken und die Leistungsfähigkeit erhöhen. Zudem tragen gut trainierte Muskeln zur Entlastung der Gelenke bei und unterstützen eine gute, gesunde Körperhaltung. Und schließlich werden die meisten Frauen durch einen leistungsfähigeren Körper und besseres Aussehen selbstbewußter, energiegeladener und glücklicher. Schluß also mit Bewegungsmuffelei – ab heute beginnt ein anderes Leben!

Da es um Ihre Fitness und Ihr Wohlbefinden geht, müssen Sie den ersten Schritt auch allein tun und sich damit endlich den Wunsch erfüllen, etwas verändern zu wollen. Für den zweiten Schritt hilft Ihnen dieses wunderbare Buch mit Informationen über alle wesentlichen Trainingsgrundlagen und Übungsvorschlägen. Die Übungen können ebenso zu Hause wie im Büro durchgeführt werden und sind für jede Frau leicht nachzuvollziehen – Sie müssen wie gesagt nur beginnen und damit etwas für sich tun. Hier auf einen Blick die wichtigsten Leistungen dieses Buches:

- Acht einfache, ungefährliche Übungen im Stand oder Sitzen – ohne Schweiß oder besondere Kleidung
- Durchgehend illustrierte Schritt-für-Schritt-Anleitungen, die jede Frau ihren Bedürfnissen anpassen kann
- Wichtige neue Informationen über Muskeln, Knochen, Gleichgewicht und Fitness, die zeigen, weshalb dieses Programm funktioniert

- Dokumentation der Fortschritte in den kritischen ersten 12 Wochen
- Zusätzlich: ein komplettes Krafttrainingsprogramm für das Fitness-Center

Dieses wissenschaftlich getestete Programm ist sicher und wirksam für Anfänger, für fortgeschrittene Anfänger und Fortgeschrittene.

Viel Spaß und Erfolg!

Jutta Schuhn

Einführung

Sport und körperliche Aktivitäten waren schon immer ein wichtiger Teil meines Lebens. Während meiner Kindheit in Pennsylvanien fuhr ich Ski oder Fahrrad, ging schwimmen oder reiten – je nach Jahreszeit. Da ich die Vorzüge eines sportlichen Lebens selbst erfahren hatte, war es selbstverständlich für mich, einen Beruf zu ergreifen, der Fitness mit Gesundheitswesen verbindet.

Ich hatte das Glück, mich an der Tufts University School of Nutrition (Institut für Ernährungswissenschaft; Anm. d. Übers.) auf meine Doktorarbeit vorbereiten zu können. Zu dieser Zeit beschäftigten sich die Wissenschaftler dort mit der Frage, von welchen Bedingungen die Gesundheit im Alter abhängt, und ich arbeitete an mehreren Studien über den Einfluß von Sport und Ernährung auf die Knochengesundheit des weiblichen Körpers mit.

Nach der Promotion arbeitete ich – versehen mit einem Forschungsstipendium des Kongresses – ein Jahr im Büro des US-Senators für Vermont in Washington. Die Erfahrungen, die ich hier sammelte, verstärkten den Wunsch, mit meiner Arbeit einen Beitrag zum Gesundheitswesen zu leisten; also kehrte ich an die Universität zurück und schloß mich den Forschergruppen an, über deren Arbeit Sie in diesem Buch mehr lesen werden.

Wie andere Fachleute auf meinem Gebiet bin ich davon überzeugt, daß Sport die Voraussetzung für ein gesundes Leben ist. Viele inaktive Menschen möchten zwar ihre Lebensweise ändern, aber es fehlt ihnen an der genauen und praktikablen Anleitung dazu. Diese Lücke zu füllen, habe ich zu meiner Aufgabe gemacht. Meine Forschungen haben bestätigt, daß Frauen durch einfaches Krafttraining enorm profitieren können. Diese Erkenntnisse, die zuerst im *Journal of the American Medical Association* veröffentlicht wurden, möchte ich nun mit diesem Buch, in dem ich meine Forschungen in ein praktisches Heimtrainingsprogramm umgearbeitet habe, einer größtmöglichen Öffentlichkeit zugänglich machen.

Es macht mich immer wieder glücklich, wenn ich in meinem Beruf erlebe, wie sich das Leben von Frauen zum Besseren wendet, einfach dadurch, daß sie kräftiger werden. Meine Mutter ist dafür ein ausgezeichnetes Beispiel. Während sie in meiner Kindheit eher unsportlich war, änderte sich dies, als sie fünfzig wurde. Jetzt, als Endsechzigerin, ist sie im Sommer fast täglich mit ihrem Mountainbike unterwegs, im Winter macht sie Skilanglauf, und – überzeugt von meinen Forschungserkenntnissen – betreibt sie das ganze Jahr über Krafttraining. Ihre Vitalität und ihr Schwung sind der beste Beweis: Starke Frauen bleiben jung.

Mitteilung des Verlags

Das Programm *Starke Frauen bleiben jung* basiert auf ausgedehnter, wissenschaftlicher Forschung. Das Buch enthält detaillierte Anleitungen und Hinweise zur Sicherheit – bitte lesen Sie sie aufmerksam durch. Wenn Sie aufgrund einer Erkrankung in medizinischer Behandlung sind, sprechen Sie mit Ihrem Arzt oder Ihrer Ärztin über das Programm, bevor Sie damit beginnen. Denken Sie daran, daß regelmäßige Kontrolluntersuchungen Teil einer gesunden Lebensweise sind. Kein Buch kann auch nur annähernd einen Arzt ersetzen, der Sie persönlich kennt.

I

Was Sie mit Krafttraining bewirken können

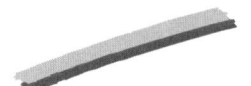

Ja, Sie *können* die Uhr zurückdrehen!

Bitten Sie Bernice um Hilfe, und sie sagt, „klar." Zweimal pro Woche paßt sie auf zwei Kleinkinder auf, um deren Mutter zu entlasten. Wenn Freiwillige gebraucht werden – sei es, um Babymützen zu stricken oder für hundert Personen Rührei zu machen –, immer ruft man nach Bernice. Doch sie findet auch Zeit für sich selbst. Kürzlich begann sie mit einem an der Tufts Universität entwickelten Trainingsprogramm. Eine skeptische Freundin fragte: „Was willst du damit beweisen?" Bernice antwortete: „Ich will mich nicht alt fühlen!" Ihre „Energieschübe" führt sie auf dieses Training zurück – wenn sie z.B. alle Vorhänge wäscht und gleich noch den Fensterputz erledigt, während sie im Trockner sind. Eine Nachbarin war so beeindruckt, daß sie nun ebenfalls überlegt, auch mit dem Training zu beginnen.

Übrigens: Die beiden Kleinkinder sind Bernices Enkel, die Nachbarin ist in den frühen Sechzigern, und Bernice selbst ist 89 – aber auf keinen Fall alt.

Zu ihrer Mutter, die auch Maida heißt, sagte Maida Lois früher immer: „Laß mich das tragen; ich bin jünger als du", wenn diese etwas Schweres heben wollte. Maida Lois ist 39 Jahre alt und joggt fünfmal pro Woche acht Kilometer. Die ältere Maida ist 66, und bevor sie sich als Testperson für eine Trainingsstudie meldete, hatte sie nie Sport getrieben. Kürzlich unterzogen sich beide Maidas einem sportlichen Vergleichstest. Maida Lois nahm keine Rücksicht auf ihre Mutter. „Mein Kampfgeist war erwacht", gab sie zu, „ich habe mein Letztes gegeben."

Es nützte ihr nichts. Maida schlug ihre Tochter in drei der vier Krafttests mit 18:12 % und lag bei der vierten Übung nur um 8 % zurück. Heute trägt Maida Lasten allein. „Schließlich", sagt sie zu Maida Lois, „bin ich stärker."

Schon in der Schulzeit trug Evelyn Größe 46. Als sie mit 30 ihr erstes Kind bekam, wog sie über 90 Kilogramm. Dann nahm sie eine Stelle an der Tufts University an. „Ich interessierte mich für Ernährung, begann mit Aerobic und nahm bis auf 72 Kilo ab. Zwar war ich schlanker, aber schlaff", erinnert sie sich. Auch war ihre Gewichtsabnahme zum Stillstand gekommen. Durch die Studien ihrer Kollegen und die Erfolgsstories um sie herum angeregt, begann Evelyn mit einem Trainingsprogramm. „Mein Körper wurde straffer, der Stoffwechsel angeregt, und ich nahm die letzten 15 kg ab."

Nun ist Evelyn 38 und Mutter zweier Kinder. Kürzlich fand ihr 20. Klassentreffen statt. Evelyn erzählt: „Viele meiner Freundinnen haben ihre alte Figur nach den Geburten der Kinder nie wieder erreicht – und da kam ich, in einem hautengen schwarzen Abendkleid, Größe 36. Männer, die mich in der Schule nie beachtet hatten, machten mir nun Komplimente.

Wie alle Wissenschaftler, die diese äußerst erfolgreichen Trainingsprogramme entwickelt haben, bin ich sehr stolz auf Bernice, Maida und Evelyn. Sie waren bereit, eine für Frauen ungewöhnliche Herausforderung anzunehmen: intensives Krafttraining. Unsere Studien haben gezeigt, daß ihre Erfolge keine Ausnahmen sind. Als Frau im Alter von 35 aufwärts sollten Sie wissen, was Sie mit Krafttraining erreichen können.

Lassen Sie mich meinen Anteil an diesen Studien erläutern. Für meine Forschungen fand ich 40 Frauen nach der Menopause. Alle waren gesund, aber wenig aktiv, keine nahm Hormonpräparate. Die Hälfte dieser Testpersonen – unsere Kontrollgruppe – sollte für ein weiteres Jahr ihren bisherigen Lebensstil beibehalten. Ein Vorher-Nachher-Test würde uns zeigen, welche physischen Veränderungen in einem Jahr zu erwarten sind. Die andere Gruppe, unter ihnen Maida, kam zweimal in der Woche in unser Labor zum Krafttraining.

Bei den meisten Frauen setzt ab 40 ein Verlust der Knochen- und Muskelsubstanz ein; auch aus diesem Grund sinkt ihre Leistungsfähigkeit. Genau dies geschah bei den Frauen, die nicht an dem Training teilnahmen. Nach einem Jahr waren ihre Knochen und Muskeln gealtert, und sie waren noch passiver geworden als zuvor.

Auch die Frauen im Training veränderten sich – doch in die umgekehrte Richtung. Nach einjährigem Krafttraining waren sie körperlich 15 bis 20 Jahre jünger.

Statt Knochendichte zu verlieren, verzeichneten sie einen geringen, aber bedeutsamen Zuwachs an Knochenmasse. Sie erzielten Ergebnisse, die sonst nur Frauen mit Ende 30 oder Anfang 40 schaffen. Alle Teilnehmerinnen durften weder zu- noch abnehmen, um das Bild nicht zu verzerren. Doch die Frauen im Training tauschten Fett gegen Muskeln ein, wirkten so schlanker und trugen nun Kleider, die ein bis zwei Nummern kleiner waren.

Mit diesen körperlichen gingen auch emotionale Veränderungen einher. Die Frauen waren glücklicher, energiegeladen und selbstbewußt. Sie hatten festgefahrene Vorstellungen abgelegt; ihr Leben begann sich zu ändern.

Überraschenderweise wurden unsere Testpersonen um so aktiver, je kräftiger sie wurden. Wir hatten sie gebeten, während des Testjahrs an keinem anderen Fitnessprogramm teilzunehmen – so wollten wir sicherstellen, daß keine anderen Faktoren die Ergebnisse beeinflußten. Doch bei ihren Besuchen zweimal pro Woche beschrieben sie andere Unternehmungen:

- Sheila, 58, erzählte, „letztes Wochende fuhr ich mit meinem Mann Rollerblades!"
- Nancy, 53, sagte: „Wir waren zum erstenmal seit Jahren wieder Kanufahren, denn jetzt kann ich meinem Mann wieder helfen, das Kanu aufs Auto zu heben!"

- Flora, 66, die es immer abgelehnt hatte, mit Freunden zum Tanzen zu gehen, versuchte es schließlich. Es machte ihr soviel Spaß, daß sie seitdem mehrmals pro Woche tanzt.
- Verna, 68, räumte vier Tonnen Mutterboden weg, den der Lieferant in der Einfahrt abgeladen hatte. Der Haufen war höher aus Verna und breiter als ein Auto. Unter den ungläubigen Blicken der Nachbarn trug sie die Erde mit Schaufel und Schubkarre ab. „Erst arbeitete ich drei Stunden pro Tag, dann vier", erzählte Verna. „Wehwehchen bekam ich davon keine." Nach einer Woche war die Einfahrt wieder frei und die Erde im Garten.

Am Ende des Jahres fühlten sich die Frauen, die am Krafttraining teilgenommen hatten, nicht nur jünger, sondern führten auch ein flotteres Leben. Und: Diese Veränderungen halten an. Seit das Jahr mit uns abgeschlossen ist, führt Maida – vorher wenig aktiv – ein ganz anderes Leben. Ein- bis dreimal pro Woche geht sie zum Turnen und zweimal wöchentlich zum Training im örtlichen Gemeindezentrum. Im Winter läuft sie Schlittschuh; im Sommer geht sie schwimmen und fährt ihr Sechsgang-Rad – ein Geburtstagsgeschenk ihrer drei Kinder. Regelmäßig tanzt sie zweimal pro Woche in einer Formation. Sie sagt: „Mir geht es besser als jemals zuvor. Ich traue mir körperlich mehr zu. Über das Alter denke ich nie nach."

Nächsten Sommer schließt sie sich ihrer Tochter und deren Freunden bei einer Schlauchbootfahrt durch den Grand Canyon an. Maida Lois' Kommentar dazu:

Meine Mutter fragt mich oft: „Meinst du, es macht ihnen etwas aus, wenn so eine alte Frau mitkommt?" Doch meine Freunde freuen sich darauf. Sie ist besser in Form als alle ihre Altersgenossen. Obwohl sie erst in vier Jahren 70 wird, sieht sie aus, als wäre sie in den Fünzigern. Ich halte sie keineswegs für alt!

Ob Maida ihre Tochter beim Paddeln auf dem Colorado River aussticht? Wohl kaum. Nach dem Mutter-Tochter-Test hat Maida Lois selbst mit dem Krafttraining begonnen – sie will ihre Mutter unbedingt einholen.

Unseren Freiwilligen ist es gelungen, die Uhr mit nur zwei Trainingseinheiten pro Woche zurückzudrehen. Sie haben ihre Muskeln und Knochen wieder aufgebaut; doch vor allem haben sie eine besondere Energie und Lebensfreude wiedergefunden.

Vielleicht klingen diese Ergebnisse zu gut, um wahr zu sein – doch sie sind es. Diese Studie wurde im weltbekannten Jean Mayer USDA Human Nutrition Research Center an der Tufts University durchgeführt. Unser Bericht wurde von anderen Wissenschaftlern genauestens überprüft und im *Journal of the Ameri-*

can Medical Association (JAMA) veröffentlicht – einer der renommiertesten medizinischen Fachzeitschriften der Welt.

Als die Studie im Dezember 1994 erschien, stieß sie auf enormes Interesse. Dutzende Zeitungs- und Zeitschriftartikel wurden über unsere Arbeit geschrieben; ich wurde für viele Fernseh- und Hörfunksender interviewt. In den folgenden Wochen und Monaten erhielt ich Hunderte von Anfragen von Ärzten und Frauen. Sie alle flehten: „Bitte sagen Sie mir, wie man diese Übungen macht!" Aus diesem Grund schrieb ich Starke Frauen bleiben jung.

Ist dieses Buch für Sie geeignet?

Einige Fragen vorweg:

* Haben Sie im letzten Jahrzehnt an Kraft verloren?
* Sagen Sie sich oft: „Ich würde ja Sport treiben, doch mir fehlt die Energie dazu?"
* Fühlen Sie sich am Ende eines normalen Tages müde und ausgelaugt?
* Sitzt bei Ihnen dort heute Fett, wo früher Muskeln waren?
* Fühlen Sie sich älter als Sie möchten?
* Fällt es Ihnen immer schwerer, Ihr Gewicht zu halten, obwohl Sie weniger essen?
* Ist Ihr Lieblingssport heute anstrengender und macht weniger Spaß als früher?
* Machen Sie sich beim Anblick älterer, weiblicher Verwandter Sorgen, daß Sie eines Tages körperlich genauso eingeschränkt sein könnten, wie diese es heute sind?

Vielen Frauen ab 35 sind diese Veränderungen – Kraftverlust und Vitalitätsmangel – auf schmerzliche Weise vertraut. Wenn Sie das kennen, haben Sie sich vermutlich gesagt, das sei ein unvermeidlicher Teil des Älterwerdens. Falsch! Wissenschaftler an der Tufts University und anderswo wissen, daß das nicht stimmt. Der Hauptgrund, warum Menschen im Alter kürzertreten, ist der, daß sie zwischen dem 35. und 80. Lebensjahr etwa ein Drittel ihrer Muskelmasse verlieren. Sicher, das Altern spielt eine Rolle. Ein entscheidender Faktor ist Untätigkeit – und den können Sie beeinflussen.

Wer einmal einige Tage bettlägerig war und sich hinterher schwach fühlte, weiß, wie Untätigkeit sich auf den Körper auswirkt. Ein passiver Lebenswandel fordert seinen Tribut zwar nicht ganz so schnell, richtet aber denselben Schaden an. Die ersten Anzeichen sind fast unmerklich: Die Beine ermüden bei schnellem Gehen eher, Taschen und Einkaufstüten wirken schwerer. Selbst im Museum muß man sich plötzlich ausruhen. Nach einigen Jahrzehnten wird es schon zum Problem, von einem niedrigen Sofa aufzustehen.

Mein Mentor Dr. Irwin Rosenberg, Direktor des Tufts Center on Aging, schuf einen Begriff für diese Veränderung: *Sarkopenie*, vom Griechischen *sarco* für „Fleisch" oder „Muskel" und *penia* für „Schwund". Im Gegensatz zu Herzleiden oder Krebs ist Sarkopenie nicht eigentlich tödlich. Doch mehr als alle anderen Faktoren ist Muskelschwund für die Gebrechlichkeit und verringerte Vitalität verantwortlich, die wir mit dem Altern assoziieren.

Doch das muß nicht Ihnen passieren! Unsere Forschungen haben ergeben, daß Sarkopenie weitgehend vermieden, und – wenn der Prozeß einmal eingesetzt hat – sogar rückgängig gemacht werden kann.

- Wenn Sie Kraft verloren haben, können Sie sie zurückgewinnen.
- Wenn Ihre Energie nachgelassen hat, können Sie sie steigern.
- Wenn Sie Muskeln ab- und Fett aufgebaut haben, dann kehren Sie dies um.
- Wenn Ihre Figur schlaff geworden ist, können Sie sie straffen.
- Wenn Sie sich älter fühlen, als Sie möchten, können Sie sich bald jünger, stärker und tatkräftiger fühlen – vielleicht besser als jemals zuvor.

Krafttraining ist eine Quelle der Jugend.

Pionierforschung zum Krafttraining

Zum erstenmal kam ich 1983 als Hochschulabsolventin zum Tufts Center on Aging. Damals befaßte sich unsere Forschung noch mit den Auswirkungen aerober Sportarten. Mitte der 80er Jahre beschloß Dr. Walter Frontera, einer unserer Wissenschaftler, mit Hilfe des Leiters des Physiologie-Labors, Dr. William Evans, eine andere Sportart näher zu untersuchen: das Krafttraining. Sie hatten vor, viel intensiver mit Freiwilligen – Männern in den Sechzigern und Siebzigern – zu arbeiten als bisher.

Damals nahm man noch an, der Verlust von Muskelmasse und Kraft im Alter sei unvermeidlich und irreversibel. In den wenigen Studien zu Krafttraining in dieser Altersgruppe hatte man nur gemessen, welche Höchstgewichte die Testpersonen heben konnten, und ein Programm entwickelt, bei dem sie nur die Hälfte der Höchstgewichte stemmen mußten. Mehr hätte nach Annahme der Wissenschaftler Verletzungen oder Herzprobleme verursachen können. Mit diesen vorsichtigen Ansätzen erreichte man nicht viel – beim Krafttraining zeitigen halbherzige Versuche nur belanglose Erfolge. Dr. Frontera ließ sich von diesen Vorgaben nicht entmutigen; er fand einen neuen Ansatz. Jüngere Sportler arbeiten beim Gewichtheben immer knapp an ihrer Leistungsgrenze, da sie mit einem weniger intensiven Training nicht stärker werden. Er fragte sich, warum das bei älteren Menschen anders sein sollte. Statt bis 40 oder 50 % ließ er seine Freiwilligen bis 80 % ihrer Leistungsfähigkeit trainieren.

Seine Ergebnisse haben die traditionellen Meinungen über das Älterwerden erschüttert: Es gab weder Verletzungen noch Herzprobleme. Diese Männer schafften dieses harte Training nicht nur – sie blühten richtig auf. In nur zwölf Wochen wurden die Muskeln, die sie trainierten, um 10 bis 12 % größer und um sagenhafte 100 bis 175 % kräftiger. Die meisten Männer berichteten erfreut, daß sie so stark wären wie noch nie.

Diese Ergebnisse regten ein neues Mitglied unserer Gruppe, Dr. Maria Fiatarone, zu einem weiteren Forschungsvorschlag an. Wenn Krafttraining Sechzigjährigen hilft, argumentierte sie, müßte es den schwächsten Männern und Frauen noch besser bekommen – den gebrechlichen Alten.

Gemeinsam mit William Evans bat Dr. Fiatarone den medizinischen Leiter eines Pflegeheims um die Erlaubnis, eine kleine Krafttrainingstudie mit Bewohnern durchzuführen, die sich freiwillig meldeten. Sie hatten einige Überzeugungsarbeit zu leisten: Nein, es handelte sich nicht um eines dieser typischen Gymnastikprogramme für Ältere, bei denen sie dort, wo sie saßen, die Arme ausstrecken und kreisen lassen mußten. Die Testpersonen sollten hochintensives Krafttraining machen und dabei dieselbe Art von Geräten benutzen, an denen 25jährige im Fitness-Center arbeiten.

Der medizinische Leiter war – gelinde gesagt – skeptisch. Gewichtheben sollte für Pflegeheimbewohner ungefährlich sein? Doch Dr. Fiatarone und Dr. Evans überzeugten ihn von der Logik eines Programms, das auf den Grundlagen der Rehabilitationsmedizin aufbaute: auf ungefährlichem Niveau beginnen und allmählich steigern, wenn die Kraft zunimmt.

Wohl selten hat man ungewöhnlichere Anwärter für eine Trainingsstudie gesehen als die sechs Frauen und vier Männer, die sich bereiterklärten, mit Dr. Fiatarone zu arbeiten. Ihr Alter rangierte von 86 bis 96. Manche bleiben auch mit 90 noch vital, doch hier handelte es sich um typische Pflegeheimbewohner. Alle hatten mindestens zwei chronische Krankheiten, darunter auch Herzkrankheit, Diabetes und Osteoporose. Die meisten gingen an Gehhilfen oder am Stock, und bei einigen war die Beinmuskulatur so weit zurückgebildet, daß sie nicht aus dem Stuhl aufstehen konnten, ohne sich mit den Armen hochzustemmen. Doch acht Wochen lang kamen sie gewissenhaft dreimal pro Woche zum Gewichtheben in den Trainingsraum des Pflegeheims.

Die Ergebnisse – 1990 in der *JAMA* veröffentlicht – waren umwerfend. In nur acht Wochen wurden diese gebrechlichen Männer und Frauen um durchschnittlich 175 % kräftiger; ihr Schrittempo und Gleichgewicht stieg um 48 %.

Zwei Teilnehmer legten ihren Stock beiseite. Daraufhin wurden größer angelegte klinische Studien in unserem Labor und andernorts durchgeführt – und alle bestätigten die positive Wirkung von Krafttraining.

In der Zwischenzeit hatte ich an Frauen im Alter zwischen 50 und 60 besonders die Auswirkungen von Gehen und anderen aeroben Tätigkeiten auf die Knochen untersucht. Als sich die Erkenntnisse über Krafttraining häuften – und aus Tierstudien hervorging, daß es die Knochendichte erhöhen kann –, fragte ich mich, ob Kraftübungen nicht auch bei Frauen ähnliche Erfolge zeigen könnten. Mit Dr. Fiatarone und Dr. Evans entwickelte ich hierzu eine Studie. Die Ergebnisse waren noch erstaunlicher als erwartet.

Was mit Krafttraining zu erreichen ist

Heute wissen wir, daß Männer und Frauen jeden Alters mit einem fordernden, gestaffelten Krafttraining Muskeln und Kraft aufbauen können. Doch meine Forschung hat außerdem gezeigt, daß die Vorteile weit über die Kräftigung hinausreichen. Dies alles können Sie mit Krafttraining erreichen:

Knochenschwund stoppen – und sogar rückgängig machen

Nach der Menopause verliert eine Frau jährlich im Schnitt 1 % ihrer Knochenmasse – in den ersten Jahren sogar noch mehr. Mit der Zeit kann es zu Osteoporose kommen, einem Zustand, in dem die Knochen so porös werden, daß sie leicht brechen. Auch dem kann man mit Krafttraining Einhalt gebieten. Die Frauen, die nicht am Training teilnahmen, haben im Jahr der Studie 2 % ihrer Knochenmasse verloren. Die anderen hingegen haben nicht nur keinen Knochenschwund erlitten, sondern sogar 1 % aufgebaut.

Das Gleichgewicht verbessern

Auch die Fähigkeit, die Balance zu halten, nimmt mit den Jahren ab. Das geschieht so allmählich, daß man es oft erst ab 70 merkt. Doch ein Sturz – die Folge verringerten Gleichgewichts – wird im reiferen Alter zur Gefahr, besonders wenn die Knochen schwach sind. Die Frauen, die nicht trainierten, verloren während der Dauer der Studien 8,5 % ihres Gleichgewichts. Die Frauen in der Trainingsgruppe hingegen verbesserten ihre Balancefähigkeit – wie Tests bewiesen, sogar um 14 %.

Knochenbrüchen aufgrund von Osteoporose vorbeugen

Die Fortschritte bezüglich Kraft, Knochendichte und Gleichgewicht sind besonders für Frauen wichtig, da so das Risiko von Knochenbrüchen als Folge von

Osteoporose reduziert wird. Für ältere Frauen ist dies ein ernstes Problem: Voraussichtlich 30 % aller Frauen im Alter von 70 Jahren an brechen sich die Hüfte, wenn sie noch 20 Jahre länger leben.

Hormone, Kalziumpräparate und Medikamente bieten einen gewissen Schutz vor Knochenschwund. Mit Krafttraining kann man jedoch nicht nur Knochen aufbauen, sondern das Risiko von Knochenbrüchen verringern, indem man seine Kraft und Balancefähigkeit verbessert und so Stürze vermeidet. Und nebenbei: Es gibt keine unerwünschten Nebenwirkungen.

In Schwung kommen

Zu Beginn und am Ende der Studie befragten wir die Teilnehmer, wieviel sie spazierengingen, wieviele Treppen sie stiegen und wieviel Zeit sie mit körperlich fordernden Freizeitaktivitäten verbringen. Das Fazit: Die nicht trainierende Gruppe war 25 % weniger aktiv geworden. Doch die Frauen im Krafttraining waren 27 % aktiver als vorher. Es leuchtet ein: Je kräftiger man ist, desto leichter bewegt man sich.

Diese Ergebnisse sind auch deshalb so bemerkenswert, weil sich ein aktiver Lebensstil weitgehend positiv auf die Gesundheit auswirkt. Wie der *Surgeon General's Report* von 1996 betont, hilft Aktivität, Krankheiten und Behinderung vorzubeugen, geistige Gesundheit zu fördern und lange zu leben. Heute ermuntere ich inaktive Frauen, ein Krafttraining aufzunehmen, bevor sie mit Aerobic beginnen. Mit schwachen Muskeln fällt Aerobic schwer, doch nach einem oder zwei Monaten Krafttraining macht es Spaß.

Schlanker werden und die Figur straffen

Gewichtsabnahme und Figurformung gehörten nicht zu den Zielen der im *JAMA* veröffentlichten Studie – wir baten die Teilnehmerinnen sogar, ihr Gewicht während der Testphase zu halten. Ihr Gewicht blieb dasselbe, doch ihre Figur änderte sich. Statt der Pfunde purzelten die Zentimeter.

Körpergewicht kontrollieren

Muskelaufbau erleichtert aerobe Aktivität, bei der Kalorien verbrannt werden, und regt den Stoffwechsel an. Das liegt daran, daß Muskeln als aktives Gewebe Kalorien verwerten; angesetztes Fett hingegen ist träge und setzt wenig Energie um. Leider verliert man bei einer Diät mit dem Fett oft auch Muskelmasse. In einer kleineren Vorab-Studie hatten wir festgestellt, daß Frauen, die gleichzeitig Diät hielten und an einem Krafttraining teilnahmen, ihre Muskeln bewahrten *und* abnahmen. Pat, eine der Freiwilligen dieser Untersuchung und 66 Jahre alt, hat 13 Kilogramm – nur Fett – abgespeckt und in den viereinhalb Jahren danach kaum wieder zugenommen. Sie kommentiert:

Ich verbrauche 160 Kalorien mehr am Tag, weil mein Stoffwechsel angeregt ist. Wissen Sie, wie das ist, wenn man nach einer Diät alles essen möchte, besonders das, was man in der Diät gemieden hat? Wenn man das Fett los ist und mehr Muskeln hat, kann man etwas mehr essen und hat keine solchen Gelüste.

Gelenkiger werden

Auch dies war kein Schwerpunkt meiner *JAMA*-Studie, doch die Frauen berichteten, daß das Training sie gelenkiger gemacht hatte. Pat sagt:

Früher war es ein Kampf, den kleinen Knopf hinten an meiner Bluse zu schließen, und mein Arm schmerzte danach immer ein wenig. Heute erledige ich das mühelos.

Vitaler werden

Auf Muskeln, Knochen und Gleichgewicht lag der Schwerpunkt des *JAMA*-Berichts. Doch noch interessanter war etwas, was sich weniger leicht messen läßt: die Veränderung der Freiwilligen. Sie hatten nicht erwartet, daß ihr Körper sich in ihrem Alter noch so verändern könnte. Doch in wenigen Monaten wurden sie kräftiger, schlanker und unternehmungslustiger, als sie es sich hätten träumen lassen – und waren begeistert. Wer wäre das nicht?

Pat erinnert sich noch an die Zeit, in der Sport nicht als „ladylike" galt. Nun genießt sie ihre Spannkraft:

Man hat plötzlich eine so positive Einstellung gegenüber allem, was man tun möchte. Niemand muß mehr als „älterer Mitbürger" im Schaukelstuhl herumsitzen. Meine Enkelin und ich feierten letztes Jahr gemeinsam Geburtstag. Wir wurden beide 26.

Ein Gesundbrunnen?

Je genauer man Krafttraining unter die Lupe nimmt, desto mehr Pluspunkte entdeckt man. Neuere Studien der Tufts University deuten darauf hin, daß es die Stimmung heben, das Risiko von Herzerkrankungen und Diabetesausbruch im Erwachsenenalter verringern, bei Arthritis helfen und eventuell das Leben AIDS-Kranker verlängern kann. Noch ist es zu früh, um dies mit Sicherheit zu sagen. Doch ich bin sicher, Sie werden in nächster Zeit noch öfter von Krafttraining hören. Achten Sie auf neueste Entwicklungen.

Vorurteile

Viele Frauen – besonders jene, die körperlich nie sehr aktiv waren, reagieren skeptisch, wenn ich ihnen sage, wie gut Krafttraining ihnen tun würde. Manche befürchten, nicht mithalten zu können; sie denken, es sei zu spät für sie, um noch kräftiger zu werden. Andere, die bereits Sport treiben, glauben, das genüge. Lassen Sie sich nicht von Vorurteilen leiten.

1. „Ich brauche kein Krafttraining, weil ich Aerobic mache."
Aerobic fördert die Herz-Kreislauf-Fitness ungemein, kräftigt jedoch nicht. Ich habe Marathonläufer mit schlanken, muskulösen Beinen, aber schlaffen Armen und unterentwickeltem Oberkörper gesehen. Auch durch Gehen werden Sie nicht stark – obwohl es eine hervorragende Übung für Ihr Herz ist. Letztlich wäre es doch pure Ironie, mit einem gesunden Herz alt zu werden – und dabei zu schwach zu sein, um unabhängig leben zu können.

Ich möchte Sie keineswegs überreden, Ihre sonstigen Fitness-Aktivitäten aufzugeben, sondern nur anregen, das Krafttraining darin miteinzubeziehen. Die besten Ausdauersportler tun genau das, um ihre Leistungen zu verbessern und Verletzungen vorzubeugen. Wenn Sie aber noch kein Aerobic machen, kann dieses Programm Ihnen den Einstieg erleichtern.

2. „Durch Gewichtheben sehe ich muskelbepackt und männlich aus."
Die Frauen in meiner *JAMA*-Studie sind schmaler, nicht breiter geworden. Ihre Muskeln nahmen im Schnitt um 9 % zu, was bereits einen enormen Kraftgewinn bedeutet. Doch sie verloren die entsprechende Menge Fett – und da Muskelgewebe dichter ist als Fett, wurden sie schlanker. Keine klagte über unweibliches Aussehen; im Gegenteil, alle waren begeistert von ihrer schlankeren Figur. Bodybuilderinnen müssen viel Mühe aufwenden, um Muskelpakete zu erzielen. Sie arbeiten mit extrem schweren Gewichten, trainieren länger, nehmen oft Steroide und halten eisern Diät. Dieses Programm stellt weder solch hohe Anforderungen, noch bringt es derartige Ergebnisse.

3. „Ich kann mir den Mitgliedsbeitrag eines Fitness-Centers oder teure Ausrüstung nicht leisten."
Dieses Programm können Sie zu Hause und mit Handgelenks- und Fußgewichten durchführen, die heute schon für wenig Geld in jeder Sportabteilung eines Warenhauses erhältlich sind. Manche senken die Kosten zusätzlich, indem sie Gewichte gemeinsam benutzen oder gebraucht kaufen. Wer lieber an Geräten arbeitet, muß nicht in teure Fitness-Center gehen. Erkundigen Sie sich, ob Ihre Firma oder ein Schwimmbad in der Nähe einen Kraftraum unterhält.

**4. „Ich bin so außer Form, daß ich mich beim
Gewichtheben nur verletzen würde."**

Wenn 90jährige Heimbewohner Krafttraining machen, sollten Sie es auch bewältigen können. Unter ärztlicher Aufsicht ist Krafttraining auch für Männer und Frauen mit Herzerkrankungen, Arthritis, Osteoporose und anderen chronischen, aber stabilen Krankheitsbildern geeignet. Im Gegenteil: Je geschwächter Sie sind, desto dringender brauchen Sie dieses Programm! Sie werden auf einem Niveau trainieren, das für Sie angemessen ist. Das Niveau wird dann Schritt für Schritt Ihrer verbesserten Kondition angepaßt.

Riskant ist viel eher, *nicht* zu trainieren. In meiner *JAMA*-Studie erlitten die Frauen der aktiven Gruppe keine ernstzunehmenden Verletzungen. Doch unter denjenigen, die ihren passiven Lebensstil beibehielten, brachen sich zwei das Handgelenk. Eine davon, Bonnie, erinnert sich:

Ich war sehr enttäuscht, daß ich nicht beim Krafttraining dabei sein sollte, weil ich mich sehr dafür interessierte. Doch nach einem komplizierten Handgelenkbruch wurde es zum Bestandteil meiner Rehabilitation. Das war 1992. Noch immer trainiere ich dreimal pro Woche. Wenn ich verreise, fehlt es mir richtig.

**5. „Ich bin Mitte 40 – ein Programm für ältere Frauen ist noch nichts
für mich."**

Ich selbst bin über 30 und trainiere nach diesem Programm – als immer noch sehr aktive, ehemalige Leistungssportlerin! Die Grundlagen des Krafttrainings bleiben dieselben, ganz gleich, wie alt man ist. Man arbeitet eben einfach mit einem Gewicht, das gerade schwer genug ist, daß man es achtmal problemlos heben kann, bevor man sich ausruht. Wenn man kräftiger wird und das Gewicht keine Anstrengung mehr erfordert, erhöht man es.

Zugegeben, die meisten 40jährigen können mit höheren Gewichten einsteigen als viele 90jährige; noch jüngere Menschen sind meistens noch kräftiger. Doch das ist auch schon der einzige Unterschied. Die Bewegungsabläufe und die Richtlinien zur Steigerung sind dieselben, unabhängig vom Alter.

Wie dieses Buch Ihnen helfen kann

Das *Starke-Frauen-bleiben-jung-Programm* geht weit über die fünf Übungen meiner JAMA-Studie hinaus, die an raffinierten Geräten ausgeführt wurden und wissenschaftliche Informationen liefern sollten. Für dieses Buch habe ich ein Heimtraining für jede Frau entwickelt – nicht nur für jene, die Zugang zu einem modernen Fitness-Center haben. Vor allem wollte ich Ihnen das bestmögliche Allround-Programm bieten, das auf hochaktuellen Erkenntnissen basiert. Da einige unter Ihnen vielleicht lieber im Fitness-Center trainieren, habe ich ein Kapitel mit Anweisungen zum Krafttraining an Geräten eingefügt. Das alles bietet Ihnen dieses Buch:

Ein praktisches Programm selbst für Sportmuffel

Die Übungen sind einfach; und anders als bei Aerobic geraten Sie nie ins Schwitzen. Sie müssen sich nicht auf den Boden legen (und dann wieder hochkämpfen), denn alle Übungen werden im Stehen oder Sitzen ausgeführt. Sie brauchen weder Leggings noch sonstige Spezialkleidung.

Für das Programm brauchen Sie wenig Zeit. Sie können es zu Hause in nur zwei Trainingseinheiten pro Woche durchführen: eine bei der Tagesschau und die andere während des Spielfilms am Samstagabend.

Der Erfolg stellt sich bald ein. *Bereits nach vier Wochen werden Sie entscheidende Fortschritte beobachten.*

Ein Programm, das auch aktive Frauen ausreichend fordert

Dieses Buch hilft auch dann, wenn Sie bereits Kraftsport betrieben haben. Ohne akkurate Informationen haben Sie aber unter Umständen nicht die verdiente Belohnung für Ihre Mühe erhalten. Viele Frauen lassen sich von populären Ratgebern dazu verleiten, zu Hause Konservenbüchsen zu heben, in der Hoffnung, so ihre Muskeln zu straffen. Oder sie arbeiten Woche für Woche in einem „Figur- und Fitness"-Training mit 1,5-kg-Gewichten. Doch mit diesen Ansätze werden Sie leider nicht kräftiger. Die Gewichte müssen bedeutend schwerer sein als Konservenbüchsen und systematisch gesteigert werden, wenn man Ergebnisse sehen will.

Medizinisch getestete Übungen und Trainingsgrundlagen

Sie können sich auf die Ungefährlichkeit und Effektivität dieses Programms verlassen. Es basiert auf wissenschaftlich erprobten Programmen, die an der Tufts University entwickelt wurden.

Diese wiederum stützen sich auf die anerkannten Grundlagen der Rehabilitationsmedizin. Wer einmal Krankengymnastik gemacht hat, wird einige der Übungen wiedererkennen.

Bevor Sie beginnen, machen Sie den folgenden Einstufungstest, um einen ungefährlichen Einstieg zu finden. Je stärker Sie werden, desto mehr steigern Sie die Gewichte. Unabhängig von Ihrem Fitnessgrad und davon, wie schnell Sie vorankommen:

Dieses Programm tut Ihnen immer gut.

Der aktuelle Stand der Wissenschaft

Wenn Sie sofort loslegen möchten, können Sie gleich zu Teil II übergehen. Doch vielen Menschen gibt es mehr Motivation, nicht nur zu wissen, wie sie die Übungen ausführen sollen, sondern auch, warum sie funktionieren. Daher habe ich drei Kapitel mit den neuesten Erkenntnissen eingefügt:

- In Kapitel 2 lesen Sie, wie Muskeln arbeiten, warum sie aufhören zu arbeiten, wenn sie nicht gebraucht werden – und wie man sie wieder aktiviert.
- In Kapitel 3 geht es um Knochen, die im Alter schwinden – wenn man nichts dagegen tut.
- In Kapitel 4 erfahren Sie mehr über das Gleichgewicht, die bemerkenswerte Fähigkeit, sich aufrecht zu halten – die man nie als selbstverständlich ansehen sollte.

Schritt-für-Schritt-Anleitungen

Dieses Buch bietet Ihnen das komplette Programm jeweils abgestimmt auf Ihren Fitnessgrad.

- Kapitel 6 gibt Einkaufstips für die Ausrüstung.
- Kapitel 7 erläutert die Grundlagen des Krafttrainings – vom Einstiegstest bis hin zu Tips, wie Sie Ihren Rücken schonen.
- Kapitel 8 ist der Kern des Programms: acht einfache Übungen, durch die Sie kräftiger werden.
- Kapitel 9 enthält Tips, wie man ein individuelles Training gestaltet – zu Anfang, Fortschritten und Zielen.

Motivation im Blickpunkt

Kein Programm funktioniert, wenn man nicht dabeibleibt. Es lohnt sich, hart an der Motivation der Studienteilnehmer zu arbeiten. *Bei unseren Studien liegt die Aussteigerrate so niedrig wie noch nie zuvor.*

Ich halte dieses Thema für so wichtig, daß ich ihm gleich drei Kapitel gewidmet habe:

- In Kapitel 5 erfahren Sie, wie Sie den Schritt vom Vorsatz zur Umsetzung schaffen.
- In Kapitel 10 finden Sie alles darüber, wie man sich selbst bei der Stange halten kann.
- Kapitel 14 ist ein kleines „Logbuch", in dem Sie Ihre wöchentlichen Fortschritte festhalten können und Tips für die kritischen ersten zwölf Wochen finden.

Tips für die Zukunft

Krafttraining bewirkt schon in wenigen Wochen große Veränderungen in Ihrem Körper. Doch wenn es nicht zur lebenslangen Gewohnheit wird, gehen die Verbesserungen verloren. Hier finden Sie einige Vorschläge, wie Sie das Programm variieren können, um sich das Weitermachen zu erleichtern:

- Kapitel 11 stellt zusätzliche Kraftübungen vor – auch ein verkürztes Programm ohne Gewichte für unterwegs.
- In Kapitel 12 erfahren Sie alles, was Sie über Krafttraining im Fitness-Center wissen müssen – über die Wahl der richtigen Einrichtung bis hin zu speziellen Übungen.

Sie stehen kurz davor, mit einem Programm zu beginnen, das Ihre Lebensqualität steigern wird – nicht nur auf kurze Sicht, sondern auf Jahre hinaus. Es macht Spaß, weil die Fortschritte so schnell und so sichtbar sind. Je kräftiger Sie werden, desto einfacher fällt Ihnen alles, was Sie tun. Wie viele Frauen vor Ihnen werden Sie feststellen, daß dies nicht nur rein körperliche Aktivitäten betrifft. Krafttraining fordert die Muskeln. Doch es gibt Ihnen auch den Mut, ungewöhnliche Wege zu gehen und einengende Denkweisen hinter sich zu lassen. Mit Ihren Muskeln werden sich auch Ihr Selbstbewußtsein und Ihre eigene Wertschätzung entwickeln.

KAPITEL

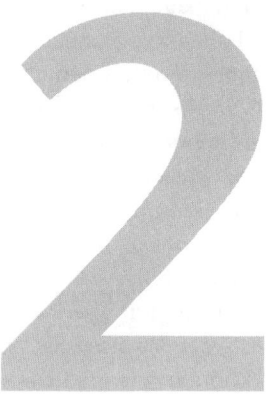

Die Muskeln stärken

Neulich beim Leichtathletikturnier an der Schule meiner Enkelin war ich über-
rascht zu sehen, daß die Jungen die Mädchen im Wettkampf anfeuerten. In mei-
ner Jugend wurden sportliche Mädchen noch schräg angesehen. Einmal rannte
ich zum Schulbus, und die Jungen lachten und grölten. Eine Freundin sagte
auf meine Frege, warum sie so lachten, „Es liegt an dir. Mach' das nicht wieder,
sonst führt dich niemand aus." Ich finde es toll, daß Frauen heute alles tun
können, was Ihnen Spaß macht. — Pat

Das Thema Krafttraining bringt viele Gespräche in Gang. Wenn mich je-
mand fragt, was es Neues gibt, sage ich, „ich hebe jetzt Gewichte". Wenn man
mich dann für verrückt erklärt, erzähle ich begeistert, warum ich das tue. Die
Reaktionen sind durchweg positiv. Meine Tochter und ihre Kommilitonen nen-
nen mich eine „Powerfrau". — Lisa

S ie mögen sich nicht für muskulös halten, doch Sie sind es. Ihr Körper verfügt über mehr als 600 Muskeln, die ein Drittel bis die Hälfte Ihres Körpergewichts ausmachen. Diese Muskeln bestimmen jede Bewegung, sei es nun das Schwingen des Tennisschlägers oder ein Augenblinzeln. Sie bringen Ihr Herz zum Schlagen, pressen Luft in die Lungen und wieder hinaus und haben Dutzende anderer lebenswichtiger Funktionen.

Im Kinder- und jungen Erwachsenenalter verfügen Frauen noch über ihre volle Muskelkraft. Doch in der Lebensmitte ändert sich das. Die meisten Frauen verlieren fast ein halbes Pfund Muskelmasse pro Jahr und legen die entsprechende Menge an Fett zu – bis sie im Alter von 80 Jahren nur noch ein Viertel der Muskelmasse haben wie mit 40. Das nennt man Sarkopenie.

Muskelschwund wurde früher als unvermeidliche Folge des Alterungsprozesses angesehen. Wenn ältere Patienten über Schwäche und schwindende Ausdauer klagten, sagte der Arzt: „Was erwarten Sie, in Ihrem Alter? Daran müssen Sie sich gewöhnen." Heute können wir erstmals eine bessere Lösung bieten: Krafttraining. Unsere Forschungen haben ergeben, daß die Sarkopenie mit Krafttraining nicht nur für Jahrzehnte gestoppt, sondern sogar *rückgängig gemacht* werden kann. Und es geht um mehr als nur Körperkraft.

„Gebrauchen oder verlieren"

Die ersten Astronauten betraten ihre Raumkapseln in Topkondition – und kehrten so schwach von ihrer Mission zurück, als hätten sie die ganze Zeit im Bett gelegen. Wie das? Da sie im Weltraum schwerelos waren, hatten sie ihre Muskeln nicht gebraucht, um sich zu bewegen. Die Auswirkungen waren erstaunlich: In nur wenigen Tagen verloren diese gesunden, vitalen Männer einen bedeutenden Teil ihrer Muskelmasse und Kraft. Forscher der NASA reagierten schnell auf dieses Problem. Heute machen Astronauten Gerätetraining, um ihre Muskeln fit zu halten.

Nach demselben Prinzip läßt sich mit altersbedingtem Muskelschwund verfahren. Menschen, die ihre Muskeln benutzen, bewahren im Alter deutlich mehr Kraft. Selbst wer erst spät anfängt, gesünder zu leben, kann verlorene Muskelmasse zurückgewinnen und Sarkopenie abwenden.

Kleine Muskelkunde

Wenn Sie wissen, was in Ihrem Körper vorgeht, verstehen Sie auch, auf welche Weise das Krafttraining wirkt. Schauen Sie sich die Zeichnung der Skelettmus-

A

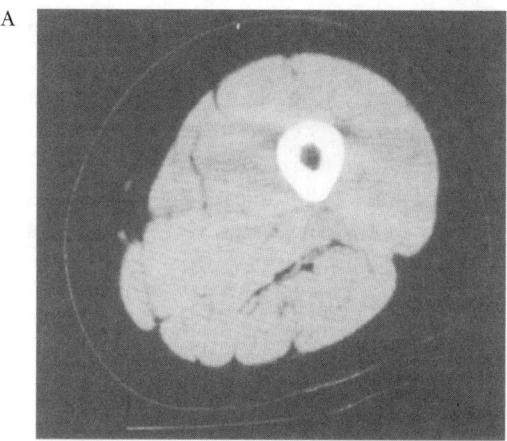

B

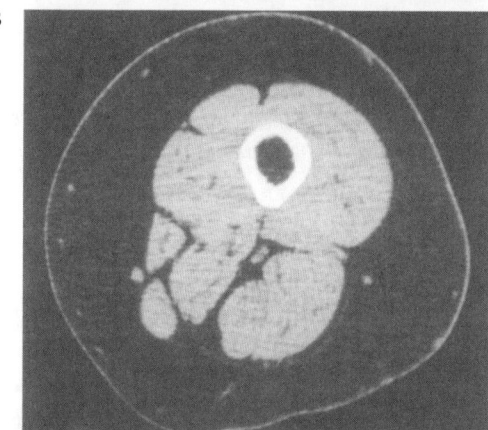

C

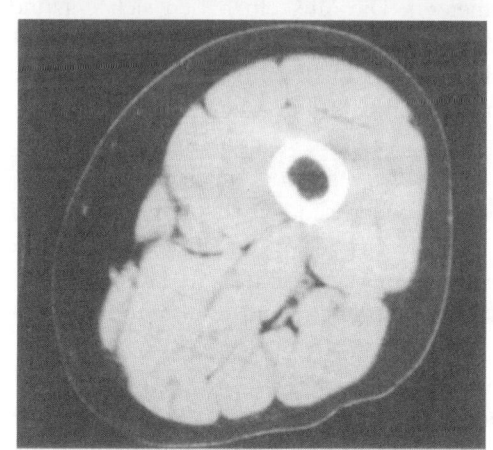

*Krafttraining verjüngt Ihre
Oberschenkel.* Diese Aufnahmen
des College of Advanced Techno-
logy zeigen einen Oberschenkelquerschnitt. Als weiße Fläche mit
dunklem Kern sieht man den
Knochen und das Knochenmark.
Muskeln sind hellgrau zu erkennen; die Schicht um den Muskel
ist Fettgewebe.

Bild A zeigt den Oberschenkel einer relativ aktiven 25jähri-
gen; Bild B den einer 58jährigen,
die ein eher inaktives Leben
führt. Bei der älteren Frau ist der
Fettanteil sehr viel höher, der
Muskelanteil geringer. Doch die
Hauptursache hierfür ist mangelnde Bewegung, nicht das Alter. Sehen Sie sich zum Vergleich
Bild C an. Dieser Schenkel ähnelt
dem der jungen Frau, doch er
gehört einer Frau, die mein
Krafttraining absolviert hat – und
sie ist 66 Jahre alt!

kulatur an – die Muskeln, die den Körper in Bewegung setzen. Sie sind entweder direkt oder mit Bändern an den Knochen befestigt.

Während ein Muskel arbeitet, machen andere komplementäre Bewegungen,
um den Körper auszurichten. Hebt z.B. der Bizeps (der Muskel an der Vorderseite des Oberarms) eine Hantel, stabilisiert der Trizeps (der Muskel an der
Rückseite des Oberarms) den Ellbogen. Daher sollte man bestimmte Muskeln
paarweise trainieren – Bizeps und Trizeps; Quadrizeps und Oberschenkelmuskeln vorne und hinten –, wie in diesem Programm.

Muskeln können drei Grundbewegungen ausführen.

1. **Konzentrisch:** Der Muskel verkürzt sich. Wenn Sie eine Hantel heben,
   verkürzt sich der Bizeps, um den Unterarm anzuheben.

2. **Exzentrisch:** Der Muskel streckt sich. Wenn Sie die Hantel langsam senken, führt der Bizeps eine exzentrische Bewegung aus.

3. **Isometrisch** (oder *statisch*): Der Muskel übt Kraft aus, seine Länge bleibt
   jedoch gleich. Wenn Sie z.B. eine Hantel hochhalten, trägt der Bizeps das
   Gewicht, ohne es zu bewegen.

Exzentrische Bewegung stimuliert die Muskelentwicklung am meisten. Daher
sollten Sie Gewichte stets langsam senken – wenn die Schwerkraft die ganze Arbeit leistet, machen die Muskeln keine Streckbewegung. Auch das andere Extrem, übermäßige exzentrische Bewegungen, sollten Sie vermeiden. Anhand
von Übungen, die nur exzentrische Muskelbewegung erfordert, haben wir die
Folgen untersucht. Zwar sind sie leicht auszuführen, doch nach ein oder zwei
Tagen bekommt man große Schmerzen: Die Muskeln haben sich entzündet.
Auch zu Fieber und grippeähnlichen Symptomen kann es kommen. Wenn Sie
schon einmal einen Tag nach einem langen, steilen Abstieg Muskelschmerzen
hatten, lag das daran, daß Bergablaufen andauernde exzentrische Muskelbewe-
gungen erfordert.

Die Übungen in diesem Buch haben *keine* solchen unangenehmen Auswirkungen. Zum einen haben sie sowohl konzentrische als auch exzentrische Kom-
ponenten. Zum anderen entsprechen die Gewichte, die Sie heben, Ihrer kon-
zentrischen Kraft, die niedriger liegt als die exzentrische Kraft. Wenn Sie mit der
richtigen Intensität trainieren, nutzen Sie tatsächlich nur die Hälfte Ihrer exzen-
trischen Kraft.

*Offiziell bin ich 62 Jahre alt, aber ich war 70, als ich in die Tufts-Studie ein-
stieg. Krafttraining hielt ich für einen Sport für junge Leute und fürchtete dabei*

Die Muskulatur

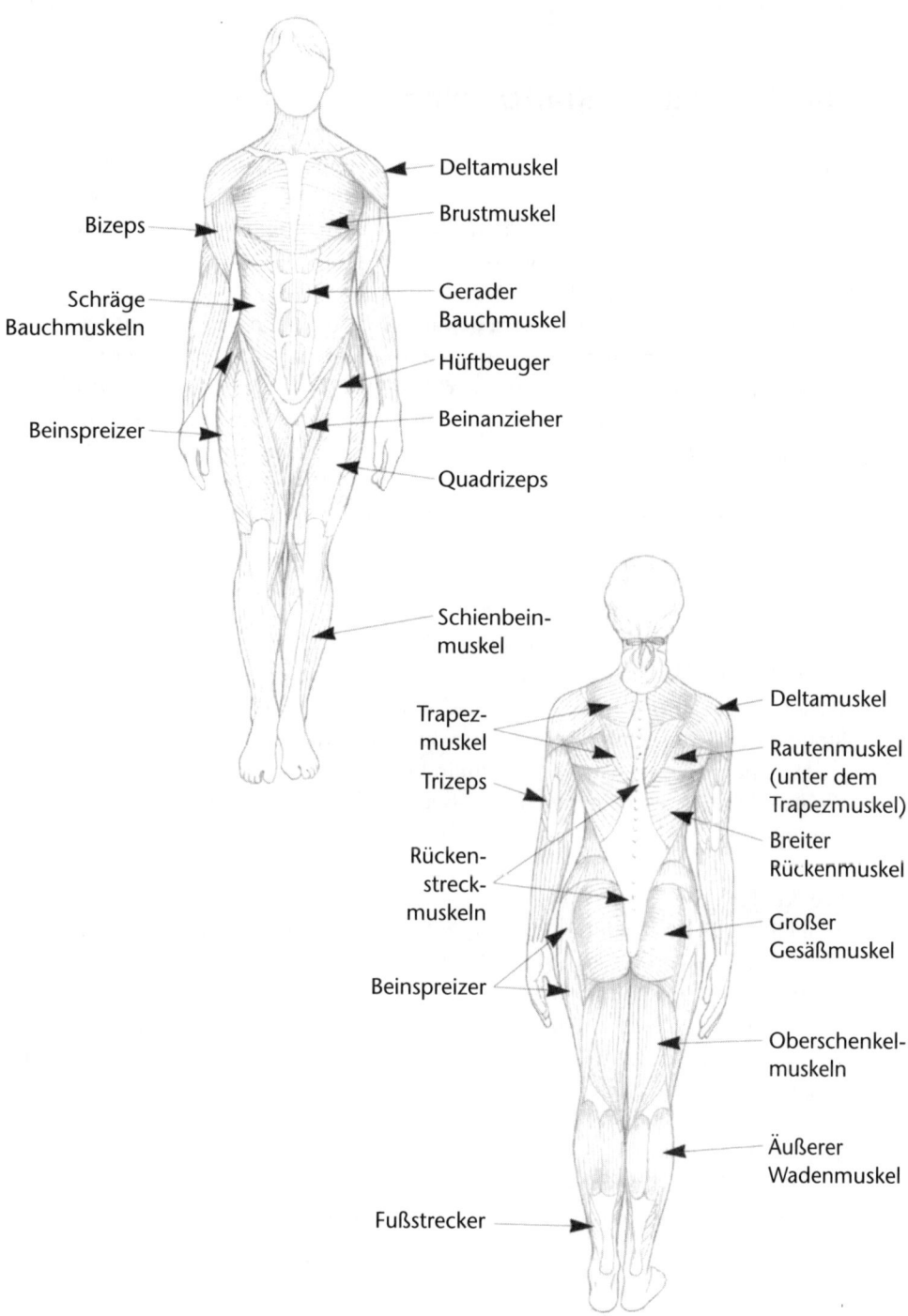

Deltamuskel

Brustmuskel

Bizeps

Schräge
Bauchmuskeln

Gerader
Bauchmuskel

Hüftbeuger

Beinanzieher

Beinspreizer

Quadrizeps

Schienbein-
muskel

Trapez-
muskel

Deltamuskel

Rautenmuskel
(unter dem
Trapezmuskel)

Trizeps

Rücken-
streck-
muskeln

Breiter
Rückenmuskel

Großer
Gesäßmuskel

Beinspreizer

Oberschenkel-
muskeln

Äußerer
Wadenmuskel

Fußstrecker

*immer, gleich etwas krachen und bröckeln zu hören. Doch es krachte, und es
bröckelte wider Erwarten nichts.* — Pat

Die Wirkung des Krafttrainings

Lassen Sie uns einmal näher betrachten, was geschieht, wenn Sie eine Hantel
heben. Diese einfache Bewegung beginnt mit einem Nervenimpuls, einem Signal vom Gehirn. Dieser Impuls läuft die Wirbelsäule hinunter, in die Nerven in
den Armen und dann in die Bizeps.

Wie alle Muskeln besteht der Bizeps aus *Mikrofibrillen*, feinem, fadenförmi-
gem Gewebe, das zu Muskelfasern gebündelt ist.Gruppen von *Muskelfasern* bilden *motorische Einheiten*, die von einem einzigen Nerv gesteuert werden.

Dieser Nervenimpuls setzt in einer Antriebseinheit einen *Neurotransmitter*
frei – eine Chemikalie, die wie ein Elektroschock wirkt –, und veranlaßt die Muskelfasern, sich für den Bruchteil einer Sekunde zusammenzuziehen; der Muskel
wird zur Bewegung stimuliert. Beim Beugen des Ellbogens meint man, der Muskel zöge sich nur einmal zusammen. Tatsächlich kontrahiert und streckt er sich
dabei 50 bis 150mal, wie das unsichtbare Flackern eines fluoreszierenden Lichts,
das gleichmäßig zu brennen scheint. Wenn sich die Muskelfasern nur noch zusammenziehen, bekommen Sie einen Krampf.

Wie der übrige Körper holen sich auch die Muskeln ihre Energie aus der Nahrung, die nach der Verdauung über die Blutbahn verteilt wird. Das ist kein einfacher Prozeß! Komplexe biochemische Faktoren bestimmen, wieviele Nährstoffe zu den Muskeln gelangen und wie sie umgewandelt werden.

Mit einem anspruchsvollen Krafttraining wie dem in diesem Buch können Sie
jeden Schritt dieses Vorgangs positiv beeinflussen. Und so wirkt sich das Krafttraining aus:

Weckruf an die Nerven

Schnell reaktiviert Krafttraining motorische Einheiten, die durch Untätigkeit in
einen Ruhezustand gefallen sind. Die Muskelstimulation scheint daraufhin auch
reibungsloser zu verlaufen. Stellen Sie sich sechs Menschen vor, die um einen
schweren Tisch herum stehen und versuchen, ihn anzuheben. Wenn sie nicht
zusammenarbeiten, gibt der Tisch nicht nach. Doch wenn alle zur gleichen Zeit
ansetzen, gelingt es, ihn hochzustemmen.

Krafttraining wirkt sich auch auf den Hemmreflex aus – ein Schutzreflex, der
verhindert, daß die Muskeln so stark kontrahieren, daß Knochen und Bänder
Schaden nehmen. Durch das Training unterdrücken Sie diesen Reflex teilweise,
so daß die Muskeln mehr Spielraum haben. Übrigens nehmen Forscher an, daß

dieser Reflex in Extremsituationen ausgeschaltet wird. Das wäre eine mögliche Erklärung für die übermenschlichen Leistungen, von denen man manchmal in Illustrierten liest – wie z.B. eine Mutter nach einem Autounfall den Wagen anhebt und so das Leben ihres Kindes rettet.

Anregung des Zellwachstums in den Muskeln

Muskelzellen verkümmern, wenn man sie nicht nutzt. Krafttraining bewirkt das Gegenteil: die Hypertrophie der Muskeln, also ihre Ausdehnung. Wir glauben, daß dieses Wachstum durch mikrostrukturellen „Schaden" verursacht wird, harmlose Veränderungen im Muskel, die nur unter dem Mikroskop zu erkennen sind.

Lassen Sie sich durch das Wort *Hypertrophie* nicht beunruhigen: Dieses Programm kräftigt Ihre Muskeln, vergrößert sie aber nur minimal. So waren z.B. die Oberschenkel der Frauen unserer *JAMA*-Studie nach einjährigem Krafttraining im Schnitt um 73 % kräftiger. Doch die Muskeln waren nur um 8 % gewachsen – ein unmerklicher Unterschied. Meistens wurde dieses Anwachsen auch durch den Verlust an Fett mehr als wettgemacht.

Produktion nützlicher Enzyme

Je mehr die Muskeln wachsen und bewegt werden, desto mehr wertvolle Enzyme produziert der Körper. Einige helfen den Muskeln, Nährstoffe zu speichern und umzuwandeln; andere dabei, verbrauchte Stoffe abzustoßen.

Besonders interessant daran ist, daß alle Muskeln vom Training zu profitieren scheinen, nicht nur jene, die gezielt trainiert werden.

Meine Oberarme fühlen sich jetzt anders an. Unter der Dusche fiel mir auf, daß sie wieder gerundet und straff waren. Ich trainiere erst seit einem Monat und hätte nie gedacht, so schnell Erfolge zu sehen.   – Ursula

Meine Beine sind viel schlanker geworden. Zum erstenmal seit 1971 kaufte ich mir einen Minirock. Meine Arbeitskolleginnen machten mir Komplimente; sie fanden, ich sähe sehr grazil aus.   – Lisa

Wie schnell Sie Resultate erwarten können

Erstaunlich an diesem Programm ist, daß man so schnell Fortschritte macht. In zwei Monaten verdoppeln die meisten Frauen in unseren Studien die Gewichte, die sie heben können! Das liegt daran, daß das Krafttraining Antriebsnerven sofort reaktiviert. Ab der achten Woche schreiten die Verbesserungen der Nerven

ANDERE MUSKELN

Der Mensch hat nicht nur Skelettmuskeln. Der Herzmuskel ist ein Muskeltyp, der sonst nirgends im Körper zu finden ist. Aerobes Training, das den Herzschlag beschleunigt, ist die beste Methode, die Herzmuskulatur fit zu halten. Obwohl Krafttraining nicht aerob ist, kann es auf aerobe Übungen vorbereiten, besonders, wenn Sie aus der Form sind.

Glatte Muskeln findet man vor allem in den inneren Organen und den Wänden der Blutgefäße. Sie erfüllen viele Funktionen; sie erweitern und verengen die Iris im Auge und transportieren Speisen durch den Verdauungstrakt. Sie dienen sogar der Regelung der Körpertemperatur – die Blutgefäße erweitern sich, um Wärme abzugeben, und verengen sich, um Wärme zu halten.

Obwohl man glatte Muskeln nicht direkt trainieren kann, ist doch erwiesen, daß aerobe Sportarten ihre Funktion fördert. Menschen in guter körperlicher Verfassung haben daher nicht nur ein leistungsfähiges Herz, sondern leiden auch weniger unter Problemen wie schlechter Verdauung. Erste Untersuchungen deuten darauf hin, daß Krafttraining eine ähnliche Wirkung erzielt.

langsamer voran. Von da ab kommt der Kräftezuwachs direkt von den Muskeln.

Das folgende Schaubild verdeutlicht die Fortschritte der Teilnehmerinnen der *JAMA*-Studie über den Zeitraum von einem Jahr. Etwa die Hälfte des Kräftezuwachses fand in den ersten drei Monaten statt; nach einem halben Jahr hatten sie etwa drei Viertel erreicht. Danach machten sie kleinere und langsamere Fortschritte. Doch auch nach Ablauf dieses Jahres wurden diese Frauen noch stärker. Ist irgendwann eine Grenze erreicht? Wir wissen es nicht. Ein kanadischer Forscher, der seit zwei Jahren eine Gruppe älterer Männer und Frauen betreut, hat noch keinen Stillstand beobachtet.

Mehr Muskeln heißt: weniger Fett

Wie bereits gesagt, hatten sich die Teilnehmerinnen der JAMA-Studie bereiter-klärt, ihr Ausgangsgewicht zu halten – wir wollten uns auf die Auswirkungen des Trainingsprogramms konzentrieren, ohne weitere Faktoren berücksichtigen zu müssen. Obwohl sie nicht abnahmen, wurden die Frauen schlanker: Da sie weniger Fett und mehr Muskeln auf den Knochen hatten, veränderten sich ihre Maße. Dorothy trug zu Beginn des Programms Größe 46. Nach nur sechs Monaten brauchte sie eine neue Garderobe:

Die Kleider wurden mir zu groß. Also kaufte ich neue in Größe 44. Diese mußte ich wieder umtauschen, weil ich Größe 42 und manchmal 40 brauchte. Meine Arme wurden viel fester; meine Beine und Hüften straffer. Alle sagen, ich sehe toll aus.

Eine Gewichtsabnahme kann Krafttraining auf drei verschiedene, wirkungsvolle Arten unterstützen:

Es kurbelt den Stoffwechsel an

Muskeln sind aktives Gewebe, sie verbrauchen Energie. Angelagerte Fette hingegen sind meist träge; ihr Energieverbrauch ist daher sehr niedrig. Mehr Muskeln heißt in der Ernährung somit: mehr essen! Das macht es leichter, einen Ernährungsplan durchzuhalten – außerdem nimmt man mehr Nährstoffe auf.

Ich möchte an Bonnie erinnern, die zunächst in der Kontrollgruppe der *JAMA*-Studie war, später aber doch mit dem Krafttraining begann. Sie nahm auf diese Weise die sieben Kilogramm wieder ab, die sie zugenommen hatte, als sie mit dem Rauchen aufhörte – und hielt dieses Gewicht:

Statt Kleidergröße 42 trage ich nun 38, und zwar konstant, obwohl ich sehr gern esse. Auf einer fünftägigen Kreuzfahrt ging ich täglich in den Kraftraum. Normalerweise ißt man auf einer Kreuzfahrt mehr als sonst und nimmt zu. Ich habe ein Pfund abgenommen.

Aerobe Sportarten machen mehr Spaß

Wie wir alle wissen, ist es viel einfacher, dauerhaft abzunehmen, wenn man durch Sport Kalorien verbrennt. Leider macht Sport, selbst Spazierengehen, übergewichtigen Frauen oft keinen Spaß: Sie fühlen sich dabei nicht wohl, spüren das zusätzliche Gewicht und trauen sich nicht viel zu. Wir haben beobachtet, daß Frauen, die abnehmen und dabei kräftiger werden, oft auch in anderer Hinsicht aktiver werden – und weiter abnehmen. Lisa schildert das so:

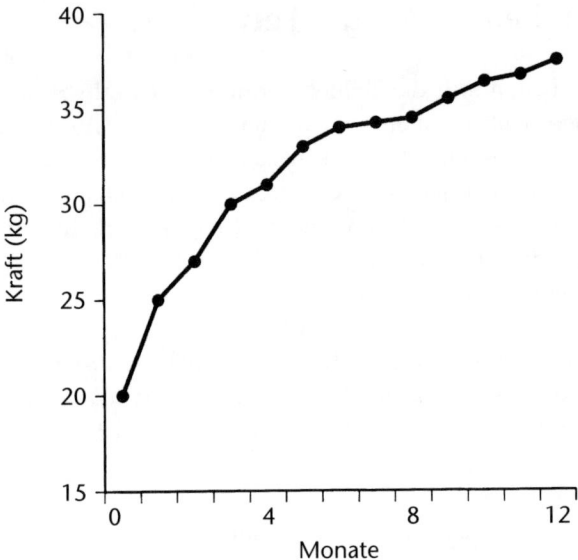

Hier sehen Sie, welche Fortschritte die Teilnehmerinnen meiner *JAMA*-Studie bei der Beincurl-Übung machten, die Teil des Programms in diesem Buch ist. Dieses Muster – rasche Fortschritte zu Beginn und langsamer, aber stetiger Fortschritt später – ist bei allen Kraftübungen gleich.

Die Aerobic-Trainerin sieht den Fortschritt, und ich fühle mich nun viel kräftiger. Früher war ich hinterher wie erschlagen. Jetzt gehe ich nach dem Training und dem Essen oft noch aus.

Fett, nicht Muskeln verlieren

In Kapitel 1 hatte ich bereits erwähnt, daß wir im Rahmen einer kleineren Studie übergewichtige Frauen auf eine Diät gesetzt hatten, mit der sie allmählich abnehmen sollten. Eine Gruppe hielt nur Diät; die andere ergänzte sie durch Krafttraining. Die Frauen beider Gruppen nahmen wie geplant in einem Jahr etwa vier Kilogramm ab. Doch was sie abnahmen, unterschied sich: Während die Frauen in der Nur-Diät-Gruppe gut zwei Kilogramm an Muskeln verloren, bewahrten die Frauen in der Trainingsgruppe ihre Muskulatur und verloren tatsächlich nur überschüssiges Fett.

SCHNELLZUCKEND, LANGSAMZUCKEND

Vielleicht haben Sie schon einmal etwas von schnell- und langsamzuckenden Muskelfasern gehört. Die Fasern, die speziell für rasche Bewegungen und das Heben schwerer Lasten da sind, heißen schnellzuckend. Andere Fasern, langsamzuckend, ziehen sich langsamer zusammen, arbeiten dafür aber länger. Die Fußstrecker auf der Rückseite der Waden und andere Muskeln, die den ganzen Tag hauptsächlich zur Wahrung der Balance genutzt werden, bestehen überwiegend aus langsamzuckenden Fasern.

Daß man bei fortschreitendem Alter weniger schnelle Bewegungen ausführen kann, liegt auch daran, daß der Anteil von schnellzuckenden Fasern im Körper abnimmt. Die Ursache hierfür ist umstritten. Einige Experten sind der Meinung, daß man rascher schnellzuckende als langsamzuckende Fasern abbaut. Andere behaupten, diese Fasern würden nicht abgebaut, sondern bei zunehmender Untätigkeit in langsamzuckende Fasern umgewandelt. Doch in jedem Fall verbessern aerobes und Krafttraining die Leistungsfähigkeit schnellzuckender Fasern – unabhängig vom Alter.

Nahrung für die Muskulatur

Vermutlich kennen Sie die Nahrungspyramide unten bereits, die die Grundlagen gesunder Ernährung zusammenfaßt. Wenn Sie diesen Richtlinien folgen, führen Sie den Muskeln alle Nährstoffe zu, die sie brauchen – nicht nur für das Kraft training, sondern für ein aktives Leben. Doch selbst ernährungsbewußte Frauen versagen hier häufig. Kontrollieren Sie Ihre Nahrungsaufnahme in den nächsten drei Tagen. Wie die meisten unserer Freiwilligen werden auch Sie vermutlich einiges verbesserungswürdig finden. Achten Sie besonders auf „Normalportionen" – oft sind sie kleiner, als man denkt!

So nutzen die Muskeln die in der Nahrung enthaltenen Grundstoffe:

Kohlenhydrate
Kohlenhydrate sind schnelle Energielieferanten – Glukose, die in Muskeln und der Leber gespeichert wird. Dieser gebrauchsfertige Treibstoff wird angezapft,

wenn man sich schnell bewegt oder viel Kraft ausübt. Das „Brennen", das man bei hartem Training oft in den Muskeln spürt, wird von der Milchsäure verursacht, die beim Verbrauch von Glukose produziert wird.

Fett
Eine weitere Energiequelle für die Muskeln ist Fett. Im Gegensatz zu Kohlenhydraten durchläuft es jedoch eine Reihe von Stoffwechselprozessen, bevor es verbraucht werden kann.

Andererseits sind unsere Fettdepots viel größer; bei langanhaltender Anstrengung kann man davon zehren. Jede Frau hat im Schnitt 1800 Kalorien an gespeicherten Kohlenhydraten; ihre Fettdepots entsprechen jedoch

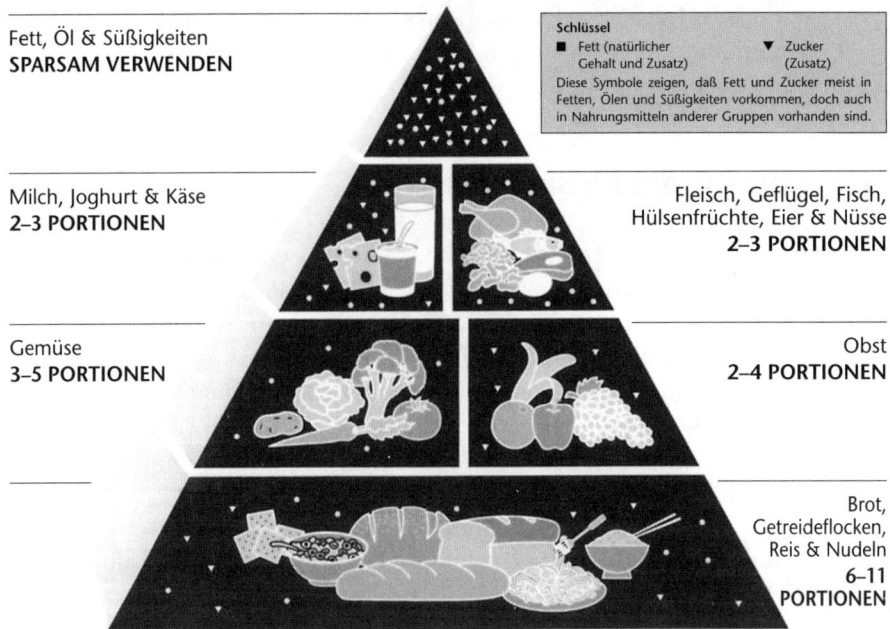

Nahrungspyramide
Leitfaden zur täglichen Nahrungsauswahl

Fett, Öl & Süßigkeiten
SPARSAM VERWENDEN

Schlüssel
■ Fett (natürlicher ▼ Zucker
Gehalt und Zusatz) (Zusatz)
Diese Symbole zeigen, daß Fett und Zucker meist in Fetten, Ölen und Süßigkeiten vorkommen, doch auch in Nahrungsmitteln anderer Gruppen vorhanden sind.

Milch, Joghurt & Käse
2–3 PORTIONEN

Fleisch, Geflügel, Fisch, Hülsenfrüchte, Eier & Nüsse
2–3 PORTIONEN

Gemüse
3–5 PORTIONEN

Obst
2–4 PORTIONEN

Brot, Getreideflocken, Reis & Nudeln
6–11 PORTIONEN

70000–80000 Kalorien. Bei einem einstündigen Spaziergang oder über drei Sätze Tennis verbraucht man überwiegend Fett.

Protein

Myofibrillen, die Bausteine eines Muskels, bestehen aus Protein. Diese Zellen müssen ständig erneuert oder ersetzt werden. Im ganzen Körper wird täglich etwa ein Pfund Muskelgewebe erneuert. Zum Glück können etwa drei Viertel des benötigten Proteins während dieses Prozesses „recycelt" werden, doch das letzte Viertel Protein müssen wir täglich mit der Nahrung aufnehmen; es ist in vielen tierischen und pflanzlichen Stoffen enthalten.

Nun könnte man annehmen, daß durch muskelbildendes Krafttraining der Proteinbedarf steigt, doch sorgfältige Laboruntersuchungen haben das Gegenteil erwiesen. Unsere neuesten Erkenntnisse besagen, daß Krafttraining den Körper sogar in die Lage versetzt, Protein effektiver zu nutzen.

Und Proteinpräparate? Sie sind überflüssig: Keine Studie kam zu dem Ergebnis, daß sie sich auf die Größe oder Kraft der Muskulatur auswirken. Zuviel Protein kann sogar schaden, da die Nieren diesen zusätzlichen Überschuß bewältigen müssen. Darüber hinaus gibt es Hinweise darauf, daß Proteinpräparate den Kalziumverlust in den Knochen begünstigen.

Muskeln und Gesundheit – neue Ergebnisse

Ich bin froh, in einem so aufregenden Bereich zu arbeiten. Jeden Monat scheint eine weitere Studie neue Vorteile des Krafttrainings aufzudecken – kein Wunder, daß man durch den Aufbau der Muskulatur kräftiger und unternehmungslustiger wird. Ich habe bereits dargestellt, wie Krafttraining die Gewichtsabnahme unterstützt. Doch wie sich zeigt, gehen die positiven Auswirkungen noch viel weiter. Drei Beispiele:

Krafttraining kräftigt das Herz

Herzleiden sind bei Männern und Frauen die Todesursache Nummer eins. Wir wissen, daß aerobes Training wichtig für der Gesundheit des Herzens ist – und nun entdecken wir, daß auch Krafttraining dazu beiträgt, weil der Körper dadurch schlanker wird. Je besser das Fett-Muskel-Verhältnis, desto niedriger das Risiko von Herzerkrankungen. Selbst wer bereits unter Herzbeschwerden leidet, kann von diesen Übungen profitieren.

Nach dem Erfolg im Pflegeheim führte Yael Beniamini, damals Doktorand, eine Studie mit den Herzpatienten eines Rehabilitationsprogramms durch. Eine Hälfte der Patienten absolvierte neben der üblichen Pflege nur ein Gehpro-

WAS ZÄHLT ALS EINE PORTION BEI DIESEN NAHRUNGSMITTELGRUPPEN?

Brot, Getreideflocken, Reis & Nudeln
1 Scheibe Brot
1 Tortilla, 18 cm Durchmesser
30 g Frühstücksflocken
½ Tasse Getreideflocken, Reis oder Nudeln, gekocht

Gemüse
1 Tasse rohes Blattgemüse
½ Tasse anderes Gemüse, gekocht oder roh und gehackt
¾ Tasse Gemüsesaft

Obst
1 Apfel, Banane oder Orange, mittelgroß
½ Tasse Obst, gehackt, gekocht oder aus der Dose
¾ Tasse Fruchtsaft

Milch, Joghurt & Käse
1 Tasse Milch oder Joghurt
40 g naturbelassener Käse
60 g Schmelzkäse

Fleisch, Geflügel, Fisch, Hülsenfrüchte, Eier & Nüsse
60–80 g gekochtes mageres Fleisch, Geflügel oder Fisch
½ Tasse gekochte Hülsenfrüchte
1 Ei = 30 g Fleisch

gramm, die andere zusätzlich dreimal pro Woche Krafttraining. Nach zwölf Wochen hatte die Kraft der normalen Gruppe leicht zugenommen – die Krafttrainingsgruppe zeigte dramatische Fortschritte, vor allem in der aeroben Leistungsfähigkeit, obwohl sie dasselbe Gehprogramm absolviert hatten.

Weiterführende Informationen zum Thema Ernährung

Fünf Grundregeln sollten Sie im Zuge einer ausgewogenen Ernährung beachten:

- Täglich mehrmals etwas Frisches
- Häufig Brot aus vollem Korn
- Weniger Fleisch und Wurst
- Weniger Fett
- Selten etwas Süßes

Hier finden Sie gute Bücher, die umfassend und zuverlässig informieren:
Elmadfa, I./Leitzmann, C.: *Ernährung des Menschen,* Stuttgart 1983
Hamm, M./Spanier, H.-D.: *Internationale Fitnessküche,* Weil der Stadt 1992
Münzing-Ruef, I.: *Kursbuch für gesunde Ernährung,* München 1995
Oberbeil, K.: *Fit durch gesunde Ernährung,* München 1994
Wirths, W.: *Kleine Nährwert-Tabelle,* Frankfurt a. M. [40]1997

Die folgenden Handbücher für Sporternährung wenden sich an Sportler und körperlich aktive Erwachsene:
Hamm, M./Weber, M.: *Sporternährung praxisnah,* Weil der Stadt 1998
Keul, J./Reisner, R.: *Fit für Olympia,* Neu-Isenburg 1996
Pauling, L.: *Das Vitamin-Programm,* München 1992
Schröder, E.-M./Worm, N.: *Der Vitamin- und Mineralstoff-Ratgeber für Ausdauersportler,* Oberhaching 1986

Krafttraining lindert Arthritis-Symptome

Wer hätte gedacht, daß Arthritispatienten Gewichte heben können? Sie können es nicht nur, es verschafft ihnen sogar Erleichterung! Dr. Ronenn Roubenoff, ein Rheumatologe unseres Zentrums, hat kürzlich eine Studie mit leichten bis schweren rheumatoiden Arthritisfällen abgeschlossen. Obwohl sie beim Gehen und anderen Aktivitäten, bei denen sie ihr Gewicht tragen mußten, Schmerzen hatten, konnten sie Gewichte heben. Diese Ergebnisse machen Hoffnung: Das Krafttraining linderte ihre Schmerzen und verschaffte ihnen mehr Bewegungsfreiheit. Auch ihre Kraft und Muskulatur wurden wiederhergestellt, was bei Arthritis besonders wichtig ist – oft schwindet die Muskulatur durch Untätigkeit oder durch die Einnahme von muskelverringernden Medikamenten wie Kortikosteroiden.

Krafttraining bekämpft Depressionen

Wahrscheinlich ist Ihnen bekannt, daß sich düstere Stimmung mit aeroben Sportarten vertreiben läßt. Krafttraining hat dieselbe Wirkung. Einige der Pflegeheim-Probanden von Dr. Maria Fiatarone litten an Depression, als sie sich zum Programm meldeten. Als sie im Laufe der Wochen kräftiger wurden, beobachtete sie, daß sie auch glücklicher wirkten. Mit einem Kollegen, Dr. Nalin Singh, führte sie eine separate Studie durch, um zu sehen, ob Krafttraining zu einer positiven Einstellung verhelfen kann. Alle Teilnehmer waren klinisch depressiv. Die eine Hälfte nahm an Gesprächsrunden teil, die andere machte Krafttraining. Da alle sehr viel Unterstützung erfuhren, zeigten sie nach drei Monaten Fortschritte. Doch denjenigen, die trainierten, ging es weitaus besser. Es ist unklar, ob dies daran lag, daß sie kräftiger geworden waren, oder ob das Krafttraining günstige biochemische Veränderungen im Gehirn hervorrief; wahrscheinlich ist es eine Kombination von beidem.

Durch das Krafttraining bin ich mir meines Körpers und meiner Fähigkeiten bewußt. Meine Bewegungen sind kräftig und gut koordiniert. So habe ich mich noch nie gefühlt, weil ich nie viel Sport getrieben habe – es ist großartig. – Lisa

KAPITEL

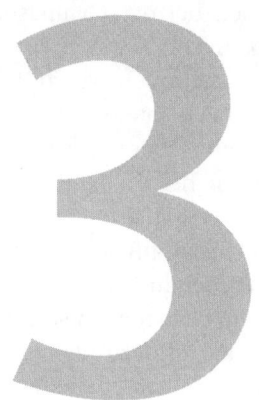

Das Skelett kräftigen

Ich besuchte meine fünfzehn Jahre ältere Schwester in Kalifornien. Sie leidet an Osteoporose. Als ich sah, daß sie nur noch halb so groß war wie ich, war ich schockiert. Plötzlich machte ich mir Sorgen um meine Knochen. Es mußte etwas geschehen.

— Verna

Bis zu den Wechseljahren habe ich noch etwas Zeit, doch die Hormontherapie beunruhigt mich schon jetzt. Es ist praktisch, einfach mit einem Pflaster auf dem Allerwertesten der Osteoporose und Herzerkrankungen vorzubeugen. Doch meine Mutter, ihre Schwester und die meisten ihrer Kusinen hatten Brustkrebs, und das schreckt mich noch mehr. Wie gut, etwas für meine Knochen tun zu können, ohne meiner Brust zu schaden!

— Jayne

ch begann schon früh, mich für Knochen zu interessieren, denn vier Jahre hintereinander brach ich mir jeden Frühling etwas. Mit acht Jahren fiel ich von einem Pony und brach mir die Schulter. Im nächsten Jahr brach ich mir bei einem Autounfall den Knöchel; bei der Gymnastik nahm meine Wirbelsäule Schaden, und ein Jahr später brach ich einen Fußknochen. Während der Heilung fragte ich den Ärzten Löcher in den Bauch. Ich erinnere mich genau, wie brennend ihre Erläuterungen mich interessierten. Dies ist einer der Gründe, weswegen ich bei der Knochenforschung gelandet bin.

Weil ich damals noch jung war, heilten die Brüche rasch. Doch gesunde Knochen sind keine Selbstverständlichkeit. Drei meiner liebsten Verwandten leiden an Osteoporose: Zwei hatten eine Hüftfraktur, meine Tante hat wegen osteoporotischer Bruchstellen in der Wirbelsäule ständig Schmerzen. Daher finde ich die neuesten Ergebnisse auf diesem Gebiet auch so ermutigend. Meine und andere Studien haben gezeigt, daß man viel dazu beitragen kann, die Knochen kräftig zu halten. Besonders Frauen haben ganz neue Möglichkeiten, gegen Knochenschwund anzugehen.

Kleine Knochenkunde

Der Mensch hat über 200 Knochen, die durch Knorpel und Bänder zusammengehalten werden. Zusammen formen sie das Skelett, das Gerüst, das die Muskeln und inneren Organe schützt und stützt.

Wenn man die Knochen durch weiches Gewebe hindurch berührt, fühlen sie sich so hart und tot an wie Stein. Doch das ist nur die Schale. Das Gewebe darunter ist porös und sehr lebendig. Blutgefäße durchlaufen es; den Kern bildet das Knochenmark, in dem Blutzellen gebildet werden.

Knochen bestehen aus Kalzium und anderen Mineralen – daher sind sie hart. Wie Muskelgewebe erneuert sich das Knochengewebe ständig selbst, wenn auch sehr viel langsamer. An diesem Umgestaltungsprozeß sind zwei Zelltypen beteiligt:

- **Osteoklasten** bauen beschädigte Knochenmasse ab und schütten Kalzium ins Blut aus.
- **Osteoblasten** entziehen dem Blut Kalzium und bauen daraus neue Knochenmasse auf.

Störungsfreie Umgestaltung hängt von vielen Faktoren ab. Die drei wichtigsten darunter sind:

Östrogen und andere Hormone

Osteoblasten, die Knochenaufbauzellen, reagieren besonders stark auf Östrogen. Wenn die Eierstöcke nach der Menopause weniger Östrogen produzieren, geht daher die Knochenbildung zurück.

Kalziumzufuhr und -bedarf

Kalzium ist ein wichtiger Katalysator für viele chemische Reaktionen im Körper – für die Kontraktion der Muskeln, die Regelung des Blutdrucks und die Kontrolle von Blutungen. Wenn die Nahrung nicht genügend Kalizum enthält, muß der Körper auf den Vorrat in den Knochen zurückgreifen.

Mechanische Kräfte

Auch physische Erschütterung regt die Knochenbildung an. Daher ist Gehen besser für die Knochen als Schwimmen: Wenn man im Wasser treibt, berührt man den Boden kaum, doch beim Gehen treffen die Füße auf den Boden. Das Ziehen der Muskeln an den Knochen funktioniert genauso. Das ist einer der Gründe, weswegen Krafttraining die Knochendichte fördert. Und je stärker die Muskeln sind, desto mehr Stimulation bieten sie.

Lebenszyklus und Knochenbau

Die Knochen wachsen das ganze Leben lang. Doch im Laufe der Jahre verschiebt sich das Gleichgewicht zwischen Auf- und Abbau.

Von der Geburt bis zum Alter von 25 Jahren:

Die Umgestaltung hat noch Vorrang; es wird mehr Knochenmasse auf- als abgebaut. Das Maximum ist mit 25 Jahren erreicht.

25 bis 35 Jahre:

Bei guter Gesundheit hält man die Knochendichte konstant; die Knochenmasse nimmt weder zu noch ab.

35 Jahre bis zur Menopause:

Das ist der Wendepunkt. Der Körper zeigt eine erste Tendenz zum Knochenschwund – etwa 0,5% pro Jahr. Wer jetzt keine Gegenmaßnahmen ergreift, wird bald den Veränderungsprozeß durchlaufen, der *Osteopenie* genannt wird – von *osteo* für „Knochen" und *penia* für „Verlust" – ähnlich der Sarkopenie, die ich in Kapitel 2 behandelt habe.

In den ersten fünf Jahren nach der Menopause:

In dieser kurzen Phase verliert man pro Jahr 1–2 % oder mehr an Knochenmasse, wenn man nichts dagegen tut. Dies ist der entscheidende Moment für Vorbeugemaßnahmen.

55 bis 70 Jahre:

Der Knochenschwund schreitet nun – zum Glück – langsamer voran. Doch man baut noch immer etwa 1 % Knochenmasse pro Jahr ab.

70 Jahre und älter:

Der durchschnittliche Verlust an Knochensubstanz sinkt weiter, und zwar auf etwa 0,5% jährlich.

Osteoporose: Sabotage im Verborgenen

Wenn Osteopenie nicht unterbrochen wird – und das ist möglich –, entwickelt sie sich zur Osteoporose, einem Zustand, in dem Knochen gefährlich brüchig werden. Etwa 25 Millionen Amerikaner, meist Frauen, sind davon betroffen, oft, ohne es zu wissen. Woran erkennt man, daß es soweit ist? Meistens merkt man es, wenn man sich bei einem Sturz statt der üblichen Prellung plötzlich eine Fraktur zuzieht; oder durch einen Knochendichte-Test, den der Arzt durchführt.

Ein Symptom der Osteoporose ist die verringerte Körpergröße. Haben Sie sich je gefragt, warum ältere Menschen immer kleiner werden und vornübergebeugt gehen? Das liegt nicht an schlechter Haltung, sondern daran, daß brüchige, osteoporotische Rückenwirbel zermalmt werden. Oft spürt man das gar nicht, weil diese Brüche nicht sofort schmerzen. Bei meiner Tante, die jetzt 70 ist, setzte der Knochenschwund vermutlich mit Ende 30 ein. Erst Jahrzehnte später wurde die tückische Krankheit spürbar. Der Elan der früher unternehmungslustigen, spaßliebenden Frau ist gebrochen: Meist verbringt sie den Tag liegend oder sitzend und versucht, es sich halbwegs bequem zu machen.

Für junge Frauen ist ein Knochenbruch schmerzhaft und lästig, doch er heilt rasch. Bei älteren Menschen ist das anders. Alljährlich landen etwa 300 000 Menschen mit durch Osteoporose verursachten Hüftfrakturen im Krankenhaus. Eine gravierende Verletzung mit Folgen: Die Hälfte der Betroffenen kommt nie wieder nach Hause, und jeder fünfte stirbt im ersten Jahr an Komplikationen. Hüftfrakturen sind bei Frauen eine häufigere Todesursache als Brust-, Gebärmutter- und Eierstockkrebs zusammengenommen. Selbst wenn eine Frau überlebt und nicht im Pflegeheim landet, verliert sie trotzdem oft ihre Unabhängigkeit – aus Furcht vor erneuten Stürzen.

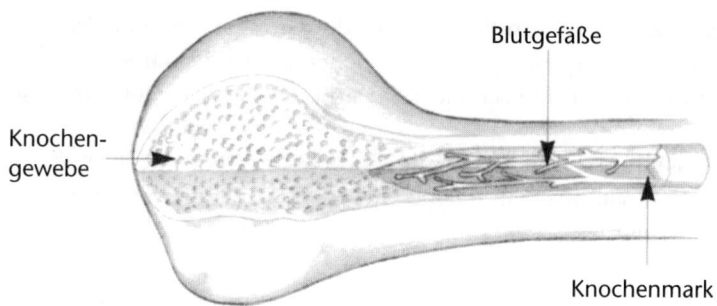

Blutgefäße

Knochen-gewebe

Knochenmark

Die Frakturphase

Wenn Osteopenie nicht gestoppt wird, tritt die Frau in die Frakturphase ein: Ihre Knochen werden so brüchig, daß sie schon bei normalen Aktivitäten brechen können. „Ich beugte mich nieder und füllte Katzenfutter in den Napf, wie ich es die letzten siebzehn Jahre täglich getan habe", erzählte mir eine 86jährige. „Und ich brach mir einen Rückenwirbel."

Die nebenstehenden Fotos zeigen Vergrößerungen eines gesunden und eines osteoporotischen Knochens und machen deutlich, wie leicht das passiert. Welch ein Unterschied! Der gesunde Knochen ist porös und sieht aus wie Gitterwerk. Der osteoporotische Knochen besteht mehr aus Luft als aus Knochensubstanz.

Doch außer der Knochendichte spielen in der Frakturphase noch andere Faktoren eine Rolle. Die meisten osteoporotischen Brüche passieren bei Stürzen, und ältere Frauen fallen leicht, weil sie das Gleichgewicht verlieren und nicht kräftig genug sind, es zu halten. Schon normale Bewegungen können in dieser Phase Frakturen verursachen – schnelles Umdrehen, auf Zehenspitzen ins oberste Regal greifen. Daher ist Krafttraining so wichtig; Muskeln und Gleichgewicht schützen den Knochenbestand einer Frau.

Sind Sie gefährdet?

Die Wahrscheinlichkeit, Osteoporose zu bekommen, hängt von verschiedenen Faktoren ab. Einige kann man beeinflussen, andere nicht.

- **Geschlecht:** Das Risiko für Frauen ist viel größer.
- **Alter:** Je älter, desto anfälliger wird man.

- **Hautfarbe:** Je heller die Haut, desto größer das Risiko.
- **Familiengeschichte:** Wenn Ihre Mutter oder Großmutter an niedriger Knochendichte und osteoporotischen Brüchen litt, sind auch Sie gefährdet.
- **Körperbau:** Je kleiner und schmaler Sie sind, desto größer ihre Anfälligkeit.
- **Frühe Wechseljahre:** Wer vor dem 45. Lebensjahr in die Wechseljahre kommt – ob auf natürliche Weise oder als Folge der Entfernung der Eierstöcke –, ist gefährdet.

Gehören Sie zur Risikogruppe? Dann kommt es besonders darauf an, auf die Risikofaktoren zu achten, auf die man Einfluß nehmen kann:

- **Bewegungsarmut:** Je weniger Sie sich bewegen, desto anfälliger werden Sie. Umgekehrt senkt vermehrte Bewegung die Gefahr. Das liegt auch daran, daß man durch Bewegung sein Knochengerüst, seine Muskulatur und sein Gleichgewicht verbessert.
- **Ausfall der Periode:** Wenn Ihre Periode bereits vor den Wechseljahren ausfiel – außer bei Schwangerschaft –, sind Sie besonders gefährdet. Die verbreitetsten Ursachen hierfür sind Eßstörungen (Anorexie oder Bulimie) oder übertriebenes Training in Kombination mit unangemessener Ernährung. Paradoxerweise ist das bei aktiven Sportlerinnen und Tänzerinnen oft der Fall.
- **Ungesunde Ernährung:** Knochen leiden durch ungesunde Ernährung. Kalzium und Vitamin D sind wichtig.
- **Rauchen:** Ein weiterer Grund zum Aufhören: Raucherinnen leiden ab 40 unter niedrigerer Knochendichte und rascherem Knochenschwund.
- **Trinken:** Wenig Alkohol ist in Ordnung, doch mehr als zwei Getränke pro Tag stören die Umsetzung von Kalzium und schädigen auf Dauer so die Knochensubstanz.

Je mehr vermeidbare und unvermeidliche Faktoren gegen Sie sprechen, desto wichtiger wird die Vorbeugung – inklusive Krafttraining.

Lassen Sie Ihre Knochen testen

Nun fragen Sie sich vermutlich, wie gesund Ihre Knochen sind. Sie könnten einen Test machen lassen, aber das ist teuer und oft nicht nötig. Doch in den folgenden Fällen sollten Sie es sich überlegen:

GREIFT OSTEOPOROSE AUCH DIE ZÄHNE AN?

Ja! Bislang wurde angenommen, Zahnausfall bei älteren Patienten sei auf Zahnfleischerkrankungen zurückzuführen. Doch allmählich erkennt man, daß Knochenschwund die eigentliche Ursache ist. Das leuchtet ein: Wenn der Kiefer an Knochendichte verliert, bietet er den Zähnen weniger Halt. Diese lockern sich und fallen später aus.

- Ein Osteoporose-Risikofaktor außer Alter, Geschlecht und Hautfarbe trifft auf Sie zu.
- Sie stehen kurz vor einer medikamentösen Therapie (auch gegen Osteoporose), die den Knochen schaden könnte. Der Arzt könnte die Veränderungen überwachen. Ich würde auch Standardtests für Frauen empfehlen, die kurz vor einer Eierstockoperation oder einer längeren Steroid-Therapie gegen Arthritis stehen.
- Sie erwägen eine Hormonersatztherapie. Jills Großmutter hatte Brustkrebs, Jill sollte also kein Östrogen nehmen. Sollte sie es für ihre Knochen tun? Ein Test kann ihr und dem Arzt helfen, das Pro und Kontra abzuwägen.

Es gibt verschiedene Methoden, die Knochendichte zu messen, u.a.:

- **Dual Energy X-ray Absorptiometry** (DXA oder DEXA) ist der beste Test und sehr verbreitet – wir verwendeten ihn in der *JAMA*-Studie. Er ist schmerzlos, schnell und kann die Dichte der Wirbel, des Beckens und des gesamten Skeletts messen. Ein weiterer Vorteil ist die sehr niedrige Strahlenbelastung – der Techniker braucht den Raum dazu nicht zu verlassen. Die Kosten liegen bei 350 bis 500 DM; die Versicherung kommt meistens nicht dafür auf. Da DXA-Scanner unterschiedlich geeicht sind, sollte man spätere Tests immer am selben Gerät machen, um vergleichbare Ergebnisse zu erhalten.
- **Single Energy X-ray Absorptiometry** mißt die Knochendichte an Ferse oder Handgelenk, aber nicht an Becken oder Wirbelsäule, worauf es eigentlich ankäme. Doch die Methode ist kostengünstig und erlaubt Rückschlüsse auf den allgemeinen Zustand der Knochen.

- **Quantitative Computertomographie** (CT) beleuchtet Becken und Wirbelsäule, ist jedoch teurer als DXA und involviert stärkere Bestrahlung.
- **Röntgenstrahlen** machen Brüche sichtbar, aber die Knochendichte läßt sich damit nicht so genau wie durch andere Tests messen.
- **Ultraschall-Tests** werden sehr bald eine weitere geeignete Methode sein.

Warum haben Männer diese Probleme nicht?

Ich kann ein Dutzend älterer Freundinnen und Verwandten aufzählen, die bereits Brüche hatten, doch nur wenige Männer. Auch Sie kommen vermutlich zu einem ähnlichen Ergebnis. Hier ist die Erklärung:

Männer leben nicht so lang wie Frauen, doch die Natur hat sie mit mehr Knochenmineralen und stärkeren Muskeln ausgestattet. Sie haben in der zweiten Lebenshälfte noch große Knochenreserven. Das liegt zum Teil am Testosteron (dem männlichen Hormon), das den Knochen- und Muskelaufbau anregt, und zum Teil daran, daß sie mehr essen und so mehr Kalzium aufnehmen. Auch sind Männer oft aktiver und bauen zusätzlich Knochen und Muskeln auf. Ein weiterer Unterschied: Obwohl der Testosteronspiegel im Alter sinkt, kommt es zu keinem plötzlichen Absacken wie beim Östrogen in der Menopause. Knochenschwund wird bei Männern erst ab 80 ein Problem.

Frauen hingegen sind dreifach belastet: Sie haben von Anfang an weniger Knochenmasse, bauen sie ab dem Alter von etwa 50 zusehends ab und sind nicht so muskulös. Daher erreichen sie den gefährlichen Punkt viel früher.

Die Verzögerungstaktik

Auch Männer entgehen der Frakturphase nicht ganz; sie tritt nur viel später ein. Es ist zwar nicht leicht, aber auch Frauen können eine ähnliche Verzögerung bewirken, wenn sie sich entsprechend verhalten.

- Zunächst kann man sich vor den Wechseljahren einen Puffer zulegen, indem man Knochen aufbaut. Das heißt: richtige Ernährung, viel Bewegung und die Risikofaktoren ausschalten, die den Knochen schaden können.
- Auch kann man die Knochenmasse nach der Menopause bewahren. Gesunde Ernährung und Fitness sind wichtiger als je zuvor; besonders in den ersten fünf Jahren.
- Mit Kraftübungen kann man seine Knochen und Muskeln stärken und sein Gleichgewicht verbessern.

A

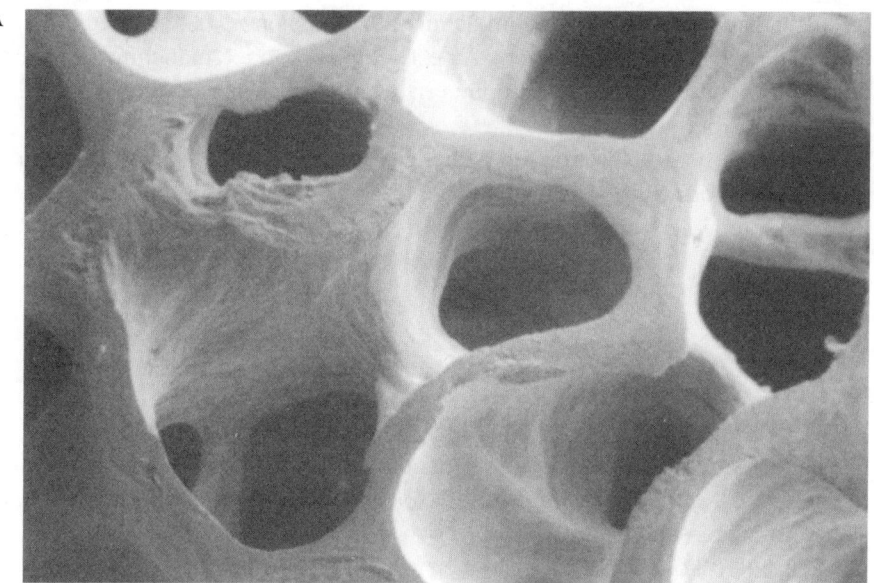

Abbildung A zeigt eine Biopsie des Knochens einer normalen 75jährigen Frau;
Abbildung B den Knochen einer 47jährigen, die an Osteoporose leidet.

B

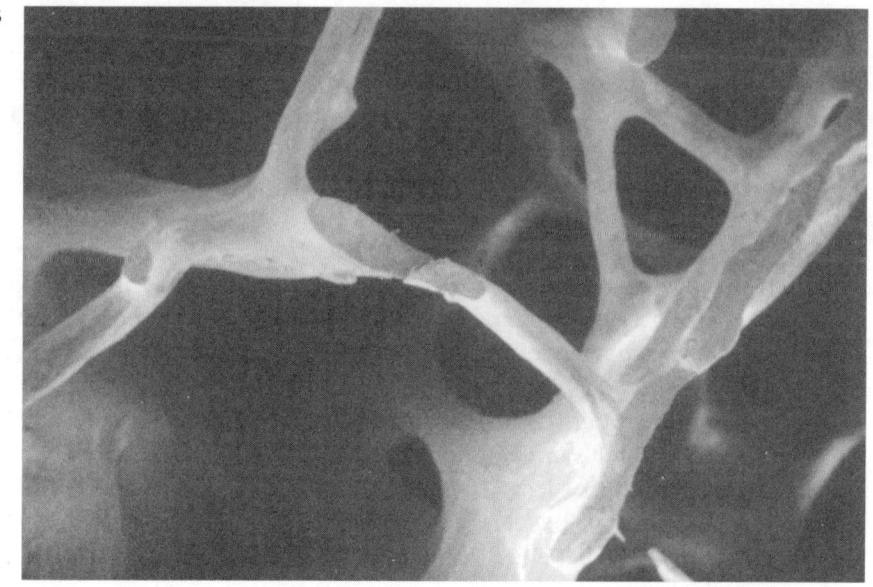

Was ist von Medikamenten zum Schutz der Knochen zu halten? Keine Frage, Hormon- und andere pharmakologische Therapien können manchmal sehr hilfreich sein, wie ich später noch erläutern werde. Doch ich denke, sie werden weitgehend überbewertet.

Keine Arznei ist völlig frei von Nebenwirkungen. Auch setzen Medikamente gegen Osteoporose nur an der Knochendichte an, nicht aber an den anderen Risikofaktoren wie Stürzen und Frakturen. Krafttraining hingegen wurde bislang unterbewertet – dabei ist es nicht nur ungefährlich, sondern bietet mehrfachen Schutz vor Knochenbrüchen.

Knochen und Muskelkraft

Ich habe bereits erwähnt, daß Astronauten früher während einer Raumfahrtmission ihre Kondition verloren und Knochenschwund erlitten. Daraus ergab sich eine interessante Frage: Wenn Knochen in der Schwerelosigkeit durch Untätigkeit litten, könnte man dem mit harter Arbeit begegnen? Um dies herauszufinden, beobachteten Wissenschaftler Menschen, die ihre Knochen besonders stark forderten.

In einer Studie wurden der rechte und der linke Arm von Tennisprofis verglichen. Es stellte sich heraus, daß die Knochendichte des Schlagarms 15–20% höher war. Eine andere Untersuchung stellte ungewöhnlich starke Handgelenke bei Holzfällern fest, die mit Kettensägen arbeiteten. Natürlich war das kein Beweis dafür, daß Aktivität Knochenwuchs verursachte. Schließlich war es möglich, daß Menschen mit kräftigen Handgelenken bevorzugt den Beruf des Holzfällers wählten. Also führte man mit Freiwilligen ein kontrolliertes Training durch und dokumentierte die Auswirkungen.

Meine *JAMA*-Studie war ein Teil dieser Forschung. Aus anderen Studien wußte ich, daß zwischen der Knochen- und der Muskelmasse im Körper ein klarer Zusammenhang besteht. Meine Hypothese, die durch die Studie bestätigt wurde, war, daß zunehmende Muskelmasse auch die Knochendichte fördern würde.

Alle Frauen, die an der Studie teilnahmen, hatten die Wechseljahre bereits hinter sich; keine nahm Östrogen oder andere Medikamente zur Knochenkräftigung oder ungewöhnlich viel Kalzium ein. Dennoch stieg die Knochendichte in Becken und Wirbelsäule bei den Frauen in der Trainingsgruppe im Schnitt um 1% – was dem Zuwachs bei einer Hormonersatztherapie entspricht. Die Frauen in der Kontrollgruppe verloren 2–2,5%.

Wir wußten, daß das Krafttraining die Frauen stärken würde. Doch wir waren überrascht, wie sehr sich das Gleichgewicht unserer Freiwilligen besserte, und daß ihre Aktivität um 27 % stieg. Diese Ergebnisse sind deshalb so großartig, weil sie zeigen, daß man mit einer einzigen Maßnahme nicht nur Knochenschwund rückgängig machen, sondern auch andere Risikofaktoren osteoporotischer Frakturen herabsetzen kann.

Kalzium für starke Knochen

Das gesamte Kalzium in den Knochen stammt aus der Nahrung. Wer nicht genügend zu sich nimmt, gefährdet sein Knochengerüst. Folgen Sie den aktuellen Empfehlungen für den Kalziumbedarf:

Es gibt auch Experten, die von niedrigeren Empfehlungen ausgehen, doch ich befürworte die von den Gesundheitsinstituten der USA empfohlene, höhere Zufuhr. Diese von führenden Experten entwickelten Richtlinien stützen sich auf aktuellere Erkenntnisse. Während die älteren Werte auf die Vermeidung von Mangelzuständen ausgelegt sind, sollen die höheren Werte die Gesundheit der Frau optimieren – ein ehrgeizigeres Ziel, das auch ich verfolge. Je größer Ihr Osteoporoserisiko, desto höher Ihr Kalziumbedarf.

Wenn ich diese Tabellen in Vorlesungen vorstelle, sind dies die häufigsten Fragen:

„Was ist, wenn ich keine Milch mag?"
Milchprodukte sind nicht die einzige Kalziumquelle unter den Nahrungsmitteln, doch mit Abstand die reichhaltigsten. Nur zwei Gläser Milch enthalten mehr Kalzium, als man pro Tag braucht. Wenn mir eine Frau sagt, sie mag keine Milch, habe ich Verständnis dafür, denn mir geht es genauso. Doch wenn wir über ihre Vorlieben beim Essen sprechen, stellt sich oft heraus, daß sie gern Frühstücksflocken mit Milch ißt, Cremesuppe und Schmortopf liebt, gerne Schnittkäse nascht – und ihre Lieblingsdesserts Joghurt und Eiscreme sind. Ich nehme das meiste Kalzium über Milchprodukte wie diese und Gemüse wie Brokkoli auf. Und nur um ganz sicher zu gehen, trinke ich mit Kalzium angereicherten Orangensaft.

„Wie bekomme ich genügend Kalzium, wenn ich keinerlei tierische Produkte zu mir nehme?"
Kein Zweifel, Frauen, die Milchprodukte grundsätzlich ablehnen, haben es schwerer, das nötige Kalzium aufzunehmen. Aber es ist möglich. Tofu mit Kalziumsulfat ist ein guter Lieferant – lesen Sie das Etikett. Weitere Quellen sind Bohnen und dunkelgrünes Gemüse.

„Ich mag Milchprodukte, vertrage sie aber nicht – was kann ich tun?"
Nur wenige Menschen sind allergisch gegen das Protein in der Milch. Doch wer dieses Problem hat, kann oft Käse oder andere abgekochte Milchprodukte essen, denn Hitze denaturiert das Protein.

Häufiger ist die Laktose-Unverträglichkeit. Wenn das nötige Enzym fehlt, um diesen natürlichen Zucker in der Milch zu verdauen, verursachen Milchprodukte Blähungen, Magenkrämpfe oder Durchfall. Hier einige Tips:

- Verkleinern Sie die Portionen der Milchprodukte – oft kann man auch bei Laktose-Unverträglichkeit doch etwas Milch trinken, z.B. eine halbe Tasse mehrmals täglich.
- Geben Sie das Enzym (Laktase genannt) zur Milch oder Milchprodukten, oder kaufen Sie bereits angereicherte Milch. Reformhäuser – und allmählich auch Supermärkte – bieten diese Produkte an.
- Essen Sie Joghurt mit lebenden Kulturen (siehe Etikett) – sie nehmen Ihnen die Verarbeitung der Laktose ab.
- Nehmen Sie Kalzium in Form von Käse zu sich; im Verarbeitungsprozeß wird die Laktose bereits aufgespalten.

„Muß ich Kalziumpräparate einnehmen?"
Darauf gibt es keine allgemeingültige Antwort, doch die Experten sind sich einig, daß es besser ist, Kalzium über die Nahrung aufzunehmen, soweit das möglich ist. Aus folgenden Gründen kann ein Vitamin- oder Mineralpräparat eine ausgewogene Ernährung nicht ersetzen:

- Bis heute sind nicht alle Nährstoffe im Essen bekannt. Wenn wir uns auf solche Präparate verlassen, könnten also Mangelerscheinungen auftreten. Ein Beispiel ist die Phytochemikalie Lycopen – eine in Pflanzen vorkommende Verbindung. Dieser Nährstoff machte Schlagzeilen, als man in Harvard entdeckte, daß Tomaten essende Männer seltener an Prostatakrebs erkranken. Der Grund dafür scheint Lycopen zu sein, das in Tomaten, aber (bislang) nicht in Vitaminpräparaten vorkommt.
- Es ist nahezu unmöglich, über die Nahrung zuviel Kalzium aufzunehmen – mit Kalziumpräparaten hingegen schon. Zuviel Kalzium kann mit der Absorption wichtiger Mineralstoffe wie Eisen und Zink in Konflikt geraten.
- Nährstoffe in Lebensmitteln sind leichter verfügbar. Der Körper kann Kalzium, das man über den Tag verteilt bei Mahlzeiten und Snacks zu sich nimmt, leichter verarbeiten als eine große Dosis in Tablettenform. Auch absorbiert er Kalzium besser, wenn es in natürlichem Zucker gelöst angeboten wird.

MEDIZINISCHE BEHANDLUNGSMETHODEN, DIE DEN KNOCHEN SCHADEN

Krankheiten und medizinische Behandlung können den Knochen schaden. Manchmal verlieren Ärzte vor dem Hauptproblem die Knochengesundheit aus den Augen – erinnern Sie sie daran!

Krebstherapie

Eine Chemotherapie ist oft beschwerlich und schwächend. Die Knochen leiden nicht nur unter den Medikamenten, sondern auch unter mangelnder Bewegung und der Unfähigkeit des Patienten, gut zu essen. Besprechen Sie mit Ihrem Arzt, wie Sie verlorene Muskel- und Knochensubstanz im Training wiedererlangen können.

Langfristige Einnahme bestimmter Medikamente

Wenn Sie aufgrund einer chronischen Erkrankung Medikamente nehmen, können Ihre Knochen darunter leiden. Lesen Sie die Beipackzettel und sprechen Sie gegebenenfalls mit Ihrem Arzt – vielleicht können Sie die Dosierung verringern oder zu einem anderen Medikament wechseln. Folgene Wirkstoffe schwächen die Knochen besonders:

- Steroide (z.B. Prednison) gegen Asthma und Arthritis
- Schilddrüsenhormone
- Barbiturate und Antikrampfstoffe zur Vorbeugung gegen Anfälle oder Behandlung von Herzstörungen
- Antazide, die Aluminium enthalten
- Methotrexate gegen Arthritis, Krebs, Schuppenflechte und Immunerkrankungen

Bei der letzten Untersuchung sprach ich meine Hausärztin detailliert auf Osteoporose an.

Sie fragte nach meiner Ernährung und riet mir, die Kalziumzufuhr zu erhöhen. Ich hatte viel über Präparate gelesen und wußte, wie wichtig gute Absorp-

---

OPTIMALE KALIZUMZUFUHR FÜR FRAUEN
(MILLIGRAMM PRO TAG)

Vor den Wechseljahren

Außerhalb der Schwangerschaft oder Stillzeit	1000
Während der Schwangerschaft oder Stillzeit	1200–1500

Nach den Wechseljahren

Ohne Hormonersatztherapie	1500
Mit Hormonersatztherapie	1000

---

tionsbedingungen sind. Ich fragte sie, ob es ein flüssiges Kalziumpräparat mit natürlichem Zucker gäbe. Sie sagte: „Ja. Es nennt sich ‚Milch'." — Jill

Wenn Sie über die Nahrung nicht genügend Kalzium aufnehmen können, sollten Sie zum Schutz Ihrer Knochen ein Präparat einnehmen. Es gibt verschiedene Darreichungsformen. Diese beiden Präparate sind auch im Handel die gebräuchlichsten:

- **Kalziumkarbonat:** Dies ist das beliebteste Kalziumpräparat. Es ist in vielen Formen wie Kapseln und Kautabletten und in Antazidum erhältlich. Manchen Frauen fällt es schwer, Kalziumkarbonat zu verdauen; von größeren Mengen bekommen sie Blähungen, Verstopfung oder Durchfall. Um die Absorption zu optimieren, nehmen Sie Kalziumkarbonat nach dem Essen ein. Dann hilft die Magensäure bei der Verdauung und Absorption des Präparats.
- **Kalziumzitrat:** Jüngste Forschungen lassen darauf schließen, daß Kalziumzitrat leichter absorbiert wird als Kalziumkarbonat. Noch vor zwei Jahren nur auf Sonderbestellung erhältlich, gibt es Kalziumzitrat heute in vielen Apotheken. Da es bereits Säuren enthält, sollte man es auf nüchternen Magen einnehmen.

KALZIUMREICHE NAHRUNGSMITTEL

Nahrungsmittel	Portion	Kalzium (in Milligramm)
Milchprodukte		
Milch (Voll-, 2%, 1% oder fettarm)	225 g	300
Quark, entrahmt	60 g	169
Schnittkäse	30 g	204
Frischkäse	110 g	77
Joghurt (natur)	225 g	400–450
Joghurt (Fruchtgeschmack)	225 g	314–350
Eiscreme	115 g	86
Joghurteis	115 g	103

Hier noch einige Empfehlungen für den Gebrauch von Kalziumpräparaten:

- Wählen Sie eine Sorte mit Vitamin D, das Kalzium absorbiert.
- Probieren Sie es zunächst mit Kalziumzitrat, wenn Sie eine Sorte finden, die auch Vitamin D enthält. Karbonat und Zitrat sind beides gute Kalziumliefe-ranten, doch aufgrund der neuen Erkenntnisse über die Absorption könnte Kalziumzitrat mehr zu empfehlen sein. Wenn Sie jedoch kein Präparat mit Vitamin D finden, sollten Sie dennoch zu Kalziumkarbonat greifen – es sei denn, es verursacht Ihnen Verdauungsprobleme.
- Berücksichtigen Sie bei der Tagesdosis auch die Kalziummengen, die Sie mit dem Essen zu sich nehmen. Angenommen, diese betragen nur 500 Milligramm. Wenn die für Sie optimale Kalziumzufuhr (siehe S. 52) bei
- 1500 Milligramm liegt, müssen Sie noch 1000 Milligramm zuführen. Wenn

Sie jedoch insgesamt nur 1000 Milligramm brauchen, reichen 500 Milligramm zusätzlich aus. Das Optimum muß nicht überschritten werden – Sie könnten sogar Verdauungsprobleme davontragen.

• Verteilen Sie der Absorption zuliebe die Kalziumzufuhr über den Tag. Zu Frühstücksflocken in Milch ist kein Kalziumpräparat erforderlich.

Persönlich halte ich es für besser, als zusätzliche Quelle Orangensaft mit Kalzium zu trinken, statt ein Kalziumpräparat zu nehmen. Das Kalzium ist hier bereits aufgelöst und wird durch den im Saft enthaltenen natürlichen Zucker besser absorbiert; und gleichzeitig nehme ich weitere wertvolle Nährstoffe auf – Vitamin C, Folsäure und Kalium. Und außerdem schmeckt es mir. Obwohl meine Kinder ihren Kalziumbedarf gern ausschließlich mit Orangensaft decken würden, halte ich sie dazu an, auch Milchprodukte zu essen; wie alle Kinder brauchen sie das darin enthaltene, hochwertige Protein.

Nahrungsmittel	Portion	Kalzium (in Milligramm)
Andere Produkte		
Orangensaft, mit Kalzium angereichert	225 g	300
Tofu mit Kalziumsulfat	115 g	434
Dunkelgrünes Gemüse (gekocht)	½ Tasse	179
Brokkoli (gekocht)	1 Tasse	135
Frischer Spinat (gekocht)	½ Tasse	122
Hülsenfrüchte (gekocht)	1 Tasse	90
Lachs (Konserve, mit Gräten)	85 g	203

Nicht zu vergessen: Vitamin D

Kalzium wird viel beachtet, dabei ist Vitamin D von gleicher, wenn nicht größerer Bedeutung. Ohne dieses Vitamin kann man das Kalzium gar nicht nutzen.

Für Vitamin D gibt es zwei Lieferanten: die Nahrung und die Sonne, die die Zellen anregt, dieses Vitamin zu produzieren. Wenn Sie in den Sommermonaten täglich draußen sind, decken Sie Ihren Vitamin-D-Bedarf in nur zehn Minuten. Doch es ist schwer – im Norden sogar unmöglich –, auf diese Art seinen Bedarf zu decken. Das liegt daran, daß die Sonnenstrahlen in einem anderen Winkel einfallen und die nötige Reaktion in der Haut so nicht hervorrufen können. Ich z.B. lebe in Boston und kann von Oktober bis Mai über die Sonne kein Vitamin D bekommen. Aus diesem Grund verlieren viele Frauen im Winter etwa 2–4% an Knochenmasse; doch wenn sie jung und gesund sind, machen sie diesen Verlust im Sommer wieder wett.

Im Winter holt sich der Körper sein Vitamin D aus der Nahrung. Die empfohlene Zufuhr liegt bei 200 Einheiten pro Tag. Ich empfehle jedoch nach den Wechseljahren die doppelte Menge, um saisonbedingten Knochenschwund aufzufangen. Die besten Quellen sind Milch und Frühstücksflocken, beide mit Vitamin-D-Zusatz. Wer mit der Nahrung nicht genügend Vitamin D aufnimmt, sollte zu einem Präparat greifen, das 400 Einheiten liefert (nie mehr als 1000 Einheiten, weil Vitamin D in hohen Dosen toxisch wirkt).

Östrogen

Meine Mutter leidet an Osteoporose. Da ich gerade in die Wechseljahre komme, drängt sie mich, Hormone zu nehmen. Doch wenn es nicht sein muß, möchte ich nicht für den Rest meines Lebens täglich Medikamente nehmen, daher nun meine Frage, was kann ich sonst tun?

– Fax einer 49 Jahre alten Frau in Australien

Ich muß mich jetzt entscheiden. Die eine Hälfte meiner Freundinnen nimmt Östrogen, die anderen sagen: „Nie und nimmer!" Jede Woche liest man etwas anderes darüber. Mein Arzt hält Östrogen für das Beste seit der Entdeckung des Penicillins. Ich bin hin- und hergerissen. Wie denken Sie darüber?

– Kommentar einer 53jährigen bei einem Vortrag

Jedes Jahr bekomme ich Hunderte dieser Fragen in Briefen, Anrufen und Vorträgen gestellt. Die Frauen sind verunsichert. Sie haben Angst, Hormone einzunehmen, und Angst davor, sie nicht einzunehmen und sich möglicherweise so die Zukunft zu verbauen. Das Problem geht uns alle an. Ich habe keine einfachen Antworten, kann aber Information und generelle Empfehlungen bieten:

- Erstens: Die Hormonersatztherapie (HET) hat Vor- und Nachteile; und zwar für jede Frau andere. Diese sehr persönliche Entscheidung sollten Sie mit einem gut informierten Arzt treffen, der Ihre Krankengeschichte kennt. Was für Ihre Freundin das Beste ist, muß nicht auch gut für Sie sein.
- Zweitens: Ob Sie nun Östrogen nehmen oder nicht, Krafttraining hilft Ihnen, Knochen und Herz zu schützen – und zwar ohne jegliche Nebenwirkungen.

Die meisten Frauen erleben die Wechseljahre in ihren Fünfzigern, wenn der Östrogenspiegel sinkt. Die Bezeichnung „Hormonersatztherapie" ist irreführend, außer bei Frauen mit verfrühter Menopause. Normalerweise handelt es sich eigentlich um eine Hormonzusatztherapie.

Die HET bietet wichtige Vorteile. Die Einnahme von Östrogen (meist in Verbindung mit Progesteron) für einige Monate oder ein bis zwei Jahre kann die normalen Wechseljahrsymptome wie Hitzewallungen, Stimmungsschwankungen, Austrocknen der Scheide und Schlafstörungen lindern. Doch es ist ein Tauschgeschäft. Oft kommt es zu Nebenwirkungen wie Abbruch- oder Schmierblutungen, Wassereinlagerung, Empfindlichkeit der Brust und Krämpfen. Aufgrund dieser und anderer Beschwerden brechen die meisten Frauen die Therapie nach einem Jahr ab.

Vor den Wechseljahren senkt Östrogen das Herzinfarkt- und Osteoporoserisiko. Eine HET verlängert diesen Schutz, doch der Schutz währt nur so lange wie die Therapie, die demzufolge langfristig angelegt sein muß – wodurch die Gefahr von Brustkrebs wächst. Dieses Dilemma wurde in einem Bericht unterbewertet, der sich auf Ergebnisse einer Harvardstudie stützte, in deren Verlauf die Gesundheit von mehr als 100 000 Krankenschwestern seit Mitte der 70er Jahre überwacht wurde. Etwa 70 000 der daran Teilnehmenden haben ihre Wechseljahre nun hinter sich. Bei einer mehr als zehnjährigen HET ist die Herzinfarkt- und Hüftfrakturrate nur halb so hoch wie normal – beeindruckende Ergebnisse für Herz und Knochen. Doch der Preis war eine leicht höhere Brustkrebsrate etwa fünf Jahre nach Absetzen der HET.

Frauen mit eindeutiger Krankengeschichte fällt diese Entscheidung leichter. Eine HET empfiehlt sich fast immer bei Eintreten der Menopause vor Vollendung des 45. Lebensjahrs oder wenn die Eierstöcke entfernt wurden; sonst besteht das Risiko, daß das Skelett nicht so alt wird wie der übrige Körper. Auch bei häufigen Herzkrankheits- und Osteoporosefällen in der Familie wird der Arzt zur HET raten. Wenn z.B. jedoch die Mutter mit 55 an Brustkrebs starb, ist eindeutig von einer HET abzuraten. Doch selbst während einer HET profitieren Sie von Krafttraining. Dr. Dr. Morris Notelovitz vom Women's Medical and Diagnostic Center in Gainsville, Florida, untersuchte Frauen, die nach einer Eierstockoperation mindestens seit sechs Monaten eine HET machten. Alle Probanden nahmen weiterhin ein Jahr lang Östrogen; die Hälfte von ihnen machte zusätzlich Krafttraining.

Am Ende des Untersuchungszeitraums hatte die Kontrollgruppe ihre Knochendichte bewahrt. Doch die Frauen, die zusätzlich trainiert hatten, hatten Knochen aufgebaut – im Schnitt 4% in den Handgelenken und 8% in der Wirbelsäule. Da sie außerdem kräftiger geworden waren und sich ihre Balance verbessert hatte – und so die Sturzgefahr sank –, lag ihr Risiko für osteoporotische Knochenbrüche erheblich niedriger, als wenn sie sich ausschließlich auf Östrogen verlassen hätten.

Die Behandlung von Osteoporose

Für Frauen mit Osteoporose gab es 1995 eine gute Nachricht: In den USA wurde ein neues Medikament, Alendronat, von der Food and Drug Administration zugelassen. Es handelt sich um ein hormonfreies Medikament, das die Aktivität der Osteoklasten unterdrückt – jener Zellen, die Knochen abbauen. Fünf klinische Verfahren belegten, daß es die Knochendichte stark verbessert und bei Frauen mit Osteoporose Wirbel- und Hüftfrakturen um etwa 50 % verringert. Keine andere Behandlungsmethode – weder Hormone, Kalziumpräparate noch Krafttraining – war so erfolgreich.

Vor 1985 war Hormonersatz die einzige Osteoporosetherapie. Zwar wurde dadurch keine Knochensubstanz aufgebaut, aber das bewahrt, was noch übrig war. Kalzitonin kam 1985 auf. Zwar bewahrte es ebenfalls Knochen, doch die Nebenwirkungen wie Übelkeit und plötzliches Erröten von Gesicht und Händen wurden für viele Frauen zum Problem. Erst seit kurzem ist es als Nasenspray erhältlich; bis dahin mußte Kalzitonin jeden zweiten Tag als Injektion verabreicht werden.

Alendronat ist eine weitere, wertvolle Waffe im Kampf gegen Osteoporose. Trotz seiner Nebenwirkungen wie Übelkeit und Verdauungsstörungen ist dieses Medikament weitaus verträglicher, besonders wenn es mit viel Flüssigkeit auf nüchternen Magen eingenommen wird. Ähnliche Mittel – mit gleicher Wirkung, aber geringeren Nebenwirkungen – werden gerade erforscht und vermutlich innerhalb der nächsten Jahre zugelassen.

Frauen mit Osteoporose empfehle ich ein mit Alendronat unterstütztes Krafttraining. Zwar ist noch nicht erwiesen, daß Kraftübungen die positiven Auswirkungen von Alendronat auf die Knochen unterstützt, wie es Dr. Notelovitz am Beispiel der HET gezeigt hat. Doch ich gehe davon aus, daß das bald der Fall sein wird. Außerdem verbessert Krafttraining Kraft und Gleichgewicht und verringert so die Sturzgefahr – und das kann kein Medikament.

Meine Schwiegermutter ist das beste Beispiel. Sie erlitt mit 71 eine Hüftfraktur und nahm als Teil ihrer Rehabilitation das Krafttraining auf. Das war vor sechs Jahren. Jetzt ist sie stärker als vor der Fraktur und führt ein Leben, das viele Frauen überfordern würde, die nur halb so alt sind wie sie. Sie ist Mitbetreiberin einer Gemüsefarm in New Hampshire; im Winter geht sie zum Langlaufen mit ihren Enkeln und schwimmt und wandert mit ihnen im Sommer. Nach den Schneestürmen im Jahr 1996 kletterte sie zum Schneeschippen auf das Dach ihres Hauses. Das ist definitiv keine Betätigung, die ich einer Frau Ende 70 empfehlen würde, die eine Hüftfraktur hinter sich hat! Doch ihre Vitalität macht Mut – und bezeugt sowohl ihre positive Lebenseinstellung als auch die Wirkung ihrer Kraftübungen.

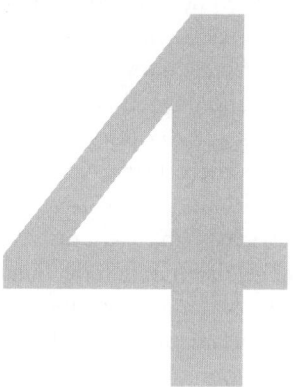

Das Gleichgewicht verbessern

Als Kind hatte ich einen ausgeprägten Gleichgewichtssinn. Ich konnte auf Stelzen gehen und schon mit fünf Jahren radfahren. Mir ist nicht bewußt, daß das heute anders ist, aber ohne darüber nachzudenken, werde ich vorsichtiger. Wenn ich eine Treppe heruntersteige, halte ich mich am Geländer fest. Bevor ich auf einen Stuhl steige, stelle ich ihn so hin, daß ich mich irgendwo festhalten kann.

– Jayne

Bevor ich mit dem Krafttraining begann, bin ich immer aufs Bett gefallen, wenn ich mit dem zweiten Bein in die Strumpfhose fahren wollte. Es ging mir auf die Nerven, so hilflos umzukippen. Heute kann ich problemlos auf einem Bein stehen.

– Ursula

er erst einmal laufen und radfahren gelernt hat, sieht seinen Gleichgewichtssinn meist als Selbstverständlichkeit an. Man baut ständig auf diese Fähigkeit – beim Gehen über einen unebenen Rasen, beim Umdrehen, wenn man seinen Namen hört, und wenn man sich im Supermarkt über den Einkaufswagen beugt, um nach einer Müslipackung zu greifen.

Heute ist bekannt, daß der Gleichgewichtssinn mit den Vierzigern nachzulassen beginnt; ein langsamer und unmerklicher Prozeß. Doch wenn man nichts unternimmt, wird das Ergebnis mit 70 oder 80 um so spürbarer.

Stellen Sie sich einmal eine ältere Dame vor, die langsam und zögernd eine Straße entlanggeht. Denken Sie nun an den zuversichtlichen Gang einer jungen Erwachsenen. Der Gleichgewichtssinn macht den Unterschied. Ältere Menschen ändern unbewußt ihren Gang, um mangelnde Balance auszugleichen: Sie machen kürzere Schritte, um nicht lange auf einem Fuß stehen zu müssen; sie schlurfen, damit die Füße dicht am Boden bleiben; sie spreizen die Beine, um eine breitere Standfläche zu haben.

Trotz dieser Vorsicht haben etwa 30 % aller Menschen über 65 von mindestens einem Sturz pro Jahr zu berichten. Bei 10 bis 15 % dieser Stürze kommt es zu ernsten Verletzungen. Wie bereits erwähnt, kann ein Unfall, von dem eine junge Frau nur Prellungen davonträgt, für eine Frau mit Osteoporose schwere Folgen haben. Doch mangelndes Gleichgewicht beeinträchtigt auch diejenigen, die sich nicht verletzen. Aus Furcht vor einem Sturz schränken sich ältere Männer und Frauen in ihrer Bewegung stark ein.

Eine wichtige Erkenntnis meiner Studie war, daß Krafttraining auch die Balance verbessert. Die Kombination seiner Vorteile – verringerte Sturzgefahr und verbesserte Kraft und Knochendichte – machen es zu einer vielversprechenden Methode, osteoporotischen Knochenbrüchen vorzubeugen.

Das Gleichgewicht bewahren

Dieses ausgeklügelte System, das es uns ermöglicht, uns in der Bewegung oder im Stillstand aufrecht zu halten, finde ich faszinierend. Ich bin mir dessen täglich bewußt, nicht nur, wenn ich mit dem Kopf voran eine Skipiste hinunterjage. Manchmal, wenn ich in einem Geschäft in der Schlange stehe, beobachte ich an mir diese kleinen, aber komplexen Gewichtsverlagerungen, die man automatisch ausführt: Ich beuge mich ein winziges Stück vor, und mein Körper lehnt sich zum Ausgleich zurück; jemand rempelt mich mit seiner Einkaufstasche an, ich schwanke, richte mich aber schnell wieder auf.

Die Teile des Gehirns, die die Bewegungen steuern, regeln auch das Gleichgewicht. Das Gehirn bewältigt einen ständigen Fluß von Informationen über die

KANN TESTOSTERON DIE KNOCHEN SCHÜTZEN?

Testosteron ist ein männliches Hormon, das auch Frauen in geringen Mengen produzieren. Da der höhere Testosteronspiegel beim Mann vor Osteoporose schützt, fragen Sie sich vielleicht – wie viele Ärzte und Forscher –, ob nicht auch Frauen davon profitieren könnten. Zunächst einmal: Wir wissen es noch nicht.

Testosteron wird zur Behandlung von Wechseljahrsymptomen eingesetzt, doch bislang noch nicht bei Osteoporose. Erste Erkenntnisse deuten darauf hin, daß eine Kombination von Östrogen und Testosteron bei der Verbesserung der Knochendichte geringfügig wirksamer ist als Östrogen allein. Östrogen blockiert den Knochenabbau durch die Osteoklasten. Wenn Testosteron beigefügt wird, scheint die Knochenbildung gesteigert zu werden.

Demgegenüber stehen jedoch beunruhigende Nebenwirkungen: Es kann zu Gewichtzunahme, Absinken der Stimmlage, Akne, Gesichtsbehaarung und verstärktem Körpergeruch kommen.

Zur Zeit sehe ich noch keine ausreichenden Gründe dafür, Testosteron zum Schutz der Knochen zu empfehlen. Doch die Forschung läuft noch – man sollte sie im Auge behalten.

Haltung des Körpers und koordiniert seine Ausgleichbewegungen. Man muß nicht darüber nachdenken: Wenn man nach rechts wankt, beugt sich der Körper automatisch nach links, um nicht zu stürzen.

Wissen, wo man steht

Informationen über die Körperhaltung erreichen das Gehirn auf drei Wegen:

- **Somatosensorisches System:** Rezeptoren in Haut, Muskeln und Gelenken berichten an das Gehirn. Wer schon einmal versucht hat, mit einem eingeschlafenen, vorübergehend taub gewordenen Fuß zu gehen, weiß, wie wichtig diese Rezeptoren sind.
- **Sicht:** Wenn Sie den Balance-Test gemacht haben, ahnen Sie vielleicht

schon, wie wichtig die Augen als Informationsquelle sind. Machen Sie den Test noch einmal mit offenen Augen, um auf diese Weise den Unterschied festzustellen.

- **Vorhofsystem des Innerohrs:** Schwindelgefühl bei Erkältung zeigt, daß mit Flüssigkeit gefüllte Kanäle im Innenohr für die Balance wichtig sind. Bei Bewegungen des Kopfes regt die schwappende Flüssigkeit Rezeptorenhärchen dazu an, Signale ans Gehirn zu senden.

Warum drei Systeme? Jedes liefert nur einen Teilbericht; alle zusammen ergeben vollständigere Informationen. Auch wenn ein oder zwei Teilsysteme ausfallen, wird das Berichtssystem funktionieren. Natürlich kommt die Information dann langsamer und unvollständig an, und das Gehirn reagiert darauf mit herabgesetzter Geschwindigkeit und weniger Koordination.

Aufrecht stehen

Nehmen wir einmal an, Sie erleben das klassische Mißgeschick, auf einer Bananenschale auszurutschen. Ihr somatosensorisches System nimmt wahr, daß Ihr Fuß unter Ihnen wegfliegt; Ihre Augen stellen fest, daß Ihre Umgebung sich zu schnell bewegt; das Innenohrsystem spürt, daß Sie sich nicht mehr in der Senkrechten befinden. Hoppla! Keine Zeit zum Nachdenken!

Zum Glück ist der Körper darauf programmiert, über das Nervensystem unverzüglich zu reagieren. Das Gehirn empfängt den Alarm, und ein integriertes Reflexsystem setzt ein, um den Sturz zu verhindern: Kopf und Oberkörper rucken vor, Sie fuchteln mit den Armen, und der Fuß, mit dem Sie ausgerutscht sind, versucht, wieder auf den Boden zu kommen. Dank dieser Automatismen finden Sie meist zum Gleichgewicht zurück.

Dieses atemberaubende Reaktionsvermögen ist nur ein Teil der Geschichte. Die Gleichgewichtsmechanismen sind unentwegt in Aktion. Bei jedem Schritt, jedem Ausstrecken des Arms, jedem tiefen Atemzug – jeder Bewegung, die auch nur minimal die Position verändert oder den Schwerpunkt verschiebt – bewirken die Gleichgewichtsreflexe einen Ausgleich.

Durchs Leben balancieren

Alter ist nur ein Faktor, der das Gleichgewicht beeinflußt, wie ich gleich erklären werde. Die folgenden Alterseinteilungen treffen auf die meisten von uns zu. Andere sind „jung" oder „alt" für ihr chronologisches Alter.

Kindheit bis Teenageralter

Kinder haben einen hervorragenden Gleichgewichtssinn: Sie laufen auf Lattenzäunen, spielen „Himmel und Hölle" und bleiben aufrecht, wenn sie mit dem Skateboard Kurven fahren. Junge Sportler machen Rückwärtssaltos auf dem Schwebebalken. Der Höhepunkt ist mit etwa 20 Jahren erreicht.

Anfang 20 bis Anfang 40

Meist bleibt die Balance erhalten und stellt weder im Alltag noch beim Sport ein Hindernis dar. Eine gesunde Frau kann Schlittschuh laufen, querfeldein Fahrrad fahren oder mit ausgestrecktem Tennisschläger rückwärts laufen, um einen schwierigen Ball zu bekommen – ohne zu stürzen.

Mitte 40 bis Anfang 70

Experten beginnen erst jetzt festzustellen, daß die Balance sich im mittleren Alter verschlechtert. Die Veränderungen sind so subtil und allmählich, daß man sie nur wahrnimmt, wenn man darauf achtet. Die meisten Frauen sind sich ihrer Gleichgewichtsprobleme in diesem Alter nicht bewußt.

Mitte 70 und älter

Der Balanceverlust wird deutlich spürbar und beginnt, die Lebensqualität zu beeinträchtigen. Aktive Frauen bemerken dies bei sportlichen Freizeitaktivitäten wie beim Radfahren oder Skifahren und beim Jogging; weniger aktive Frauen hingegen haben einen weniger festen Gang; aus Angst vor einem Sturz werden sie langsamer.

Eine traurige Konsequenz – abgesehen von einem Sturz – ist die Angst vor einem Sturz. Hier beginnt ein Teufelskreis, der die Lebensqualität schmälert. Ältere Menschen werden vorsichtiger in ihren Bewegungen – und tun gut daran. Doch das kann zu Bewegungsmangel, Schwäche und Stürzen führen; die Stürze wiederum führen zu noch mehr Angst und noch weniger Aktivität.

Meine Mutter ist 85 Jahre alt und letzte Woche gestürzt. Sie fiel der Länge nach auf das Pflaster. Sie erlitt Hautabschürfungen an Armen und Beinen, doch zum Glück keine inneren Verletzungen oder Knochenbrüche. Jetzt hat sie den Mut verloren und mag nicht mehr aus dem Haus gehen. Ich denke, bald werde ich zu ihr ziehen müssen.

– Brief einer Frau, die ein Interview mit mir im Radio gehört hatte

BALANCE-TEST

Machen Sie einmal folgenden Test: Schließen Sie die Augen und halten Sie die Hände sicherheitshalber knapp über einer stabilen Stuhllehne oder Arbeitsplatte. Heben Sie langsam einen Fuß und balancieren Sie auf dem anderen Bein – die Augen bleiben zu! Zählen Sie die Sekunden, die Sie im Gleichgewicht bleiben.

Wenn es Ihnen wie den meisten Frauen über 40 geht, können Sie diese Position nicht einmal 15 Sekunden lang halten.

Was bringt uns aus dem Gleichgewicht?

Im folgenden finden Sie jene Faktoren, die zum Sturzrisiko beitragen. Alle verstärken sich gegenseitig, und viele sind altersbedingt.

Muskelschwäche
Die Gleichgewichtsreflexe funktionieren nur, wenn die Muskeln kräftig und die Gelenke flexibel genug sind, um zu reagieren. Die Fähigkeit, die Balance zu halten, hängt also von der Kraft der Beine und der Beweglichkeit der Knöchel ab. Daher wirkt sich Krafttraining direkt auf das Gleichgewicht aus.

Altersbedingte Sensorenschwäche
Im Alter bauen die Systeme, die dem Gehirn über die Körperposition berichten, allmählich ab: Die Nervenrezeptoren verlieren ihre Sensibilität und Klarsicht. Diese Veränderungen kann man minimieren. Da z.B. die Augen wichtig für ein gutes Gleichgewicht sind – Sie erinnern sich an den Balance-Test –, kann schon die passende Brille eine gute Hilfe sein, besonders etwa Bifokalgläser.

Gesundheitszustand
Veränderungen des Körpers und Gesundheitszustands wirken sich auch auf das Gleichgewicht aus. Einige Beispiele:

- **Gewichtszu- oder -abnahme:** In der Schwangerschaft merkt man, daß zusätzliches Gewicht den Körper aus dem Gleichgewicht bringt. Bei Übergewicht ist das ähnlich: Es ist schwieriger für die Muskeln, einen schwereren Körper auszurichten. Auch fehlendes Gewicht stellt ein Problem dar: Nach einer Brustamputation fehlt Frauen ohne Prothese manchmal die Balance.

- **Osteoporose:** Osteoporotische Wirbelbrüche verursachen oft einen Buckel. Dabei wird der schwere Kopf vor statt über dem Körper gehalten. Der vorverlagerte Schwerpunkt kann zu Gleichgewichtsstörungen führen.
- **Neurologische Erkrankungen:** Gehirn und Nervensystem steuern das Gleichgewicht. Wenn die relevanten Gehirnpartien, das somatosensorische System oder die Balancereflexe z.B. durch eine Parkinson-Erkrankung angegriffen sind, wird das Gleichgewicht beeinträchtigt.
- **Hypotonie:** Niedriger Blutdruck kann Schwindelgefühl und Gleichgewichsstörungen hervorrufen. Normalerweise paßt sich der Blutdruck Positionsveränderungen an. Doch bei Hypotonie kann der Blutdruck plötzlich abfallen. Beim Aufstehen oder bei der ersten Bewegung nach Ruhemomenten fühlt man sich dann oft schwindelig.

Medikamente

Neben körperlichen Faktoren können auch Medikamente das Gleichgewicht beeinträchtigen. In den häufigsten Fällen sind dies stimmungsaufhellende oder Schlafmittel, Medikamente gegen hohen Blutdruck (die bewegungsbedingte Hypotonie bewirken können), harntreibende Mittel und Barbiturate. Manchmal wird bei der Verschreibung das Gleichgewicht nicht berücksichtigt. Wenn also diesbezüglich Probleme auftreten, bitten Sie um eine Anpassung der Dosis oder die Umstellung auf ein anderes Medikament.

Alkohol

Alkoholkonsum und -mißbrauch sind die Hauptgründe für Stürze und Balanceverlust, ja sogar so typisch, daß der in der Verkehrskontrolle gebräuchliche Test – eine Linie entlanglaufen – auch bei Gleichgewichtsstudien durchgeführt wird. Langjähriger Alkoholmißbrauch schädigt das Gehirn und beeinflußt so das Gleichgewicht auch in nüchternem Zustand – besonders für ältere Menschen mit ersten Balance-Einbußen ein ernstes Problem.

Äußere Einflüsse

Ob man stürzt, hängt nicht nur davon ab, wie gut man die Balance hält, sondern auch von der Umwelt. Ein rutschiger Boden, kaum sichtbare Kabel, die im Weg liegen – solche tückischen Fallen können bei abnehmendem Gleichgewicht zu Stürzen führen. Beseitigen Sie diese Gefahren. Ein Faktor wird immer wieder vergessen: das Schuhwerk. Die Hälfte all jener, die stürzen, tragen Schuhe mit unstabilen Absätzen oder Schuhe, die keine ausreichende Stütze bieten.

BALANCE IM SCHLAF

Ihr Gleichgewichtssystem funktioniert auch im Schlaf. Haben Sie je zugesehen, wie jemand bei stickiger Luft eingenickt ist? Seine Nacken- und Schultermuskeln entspannen sich, stützen den Kopf nicht länger, und dieser kippt auf die Brust. Wenn sein Kopf weiter fiele, könnte er das Gleichgewicht verlieren und vom Stuhl fallen. Doch durch die Kippbewegung dehnen sich die Nackenstreckmuskeln, und ein Reflex reißt den Kopf wieder hoch.

Training und Gleichgewicht

„Gebrauchen oder verlieren" trifft auch auf das Gleichgewicht zu. Westliche Wissenschaftler haben sich erst allmählich mit dem jahrhundertealten Wissen der östlichen Medizin angefreundet – daß Übungen wie Yoga und T'ai Chi das Gleichgewicht, die Koordination, Haltung und Flexibilität verbessern.

Auch andere Aktivitäten scheinen sich positiv auszuwirken. Es ist erwiesen, daß körperlich aktive Menschen generell weniger stürzen (es sei denn, sie treiben riskanten Sport wie Inline-Skating) und daß Gehen und aerobe Sportarten die Koordination verbessern und das Gleichgewicht erhalten. Doch das ist ein brandneues Forschungsgebiet, und es gibt noch viel zu entdecken! Wir wissen z.B. noch nicht genau, warum Sport hilft und wie man am besten davon profitiert. Gespannt verfolge ich die Pionierarbeit von Balancetrainings-Forschern wie Dr. Mary Tinetti von der Yale University School of Medicine und Dr. James Judge von der University of Connecticut in Farmington. Ich glaube, daß auch Balancetraining bald als unverzichtbarer Fitmacher besonders für ältere Menschen neben Aerobic, Krafttraining und Gelenkigkeitsübungen seinen Platz einnehmen wird.

Mit Kraftübungen das Gleichgewicht trainieren

Eine bemerkenswerte, unerwartete Erkenntnis meiner *JAMA*-Studie war, daß Krafttraining das Gleichgewicht deutlich verbessert. Aus früheren Studien wußten wir, daß Muskelkraft das Gleichgewicht beeinflußt. Ohne uns viel davon zu

EIN ZUHAUSE OHNE FALLSTRICKE

Überflüssig, es zu sagen: Man kann die Sturzgefahr deutlich verringern, indem man Hindernisse aus dem Weg räumt und Sicherheitsvorkehrungen trifft. Das gilt für alle Haushalte, aber besonders für solche, in denen ältere Personen leben oder häufiger zu Besuch sind.

- Befestigen Sie Teppiche auf dem Boden.
- Heben Sie Spielzeug und anderen Kram vom Boden auf.
- Vermeiden Sie Polituren, die den Boden glatt machen.
- Wischen Sie Pfützen in Küche und Bad sofort auf.
- Räumen Sie Kabel weg, damit niemand darüber fällt.
- Beleuchten Sie Treppen, Flure, Schränke und Zimmer.
- Benutzen Sie Nachtlichter, oder halten Sie Taschenlampen bereit.
- Vermeiden Sie grelles Licht, das die Sicht einschränkt.
- Installieren Sie beidseitige Geländer an der Treppe und Griffe in der Badewanne und Dusche.
- Räumen Sie Schränke so ein, daß möglichst wenig Bücken und Strecken nötig ist.

erhoffen, nahmen wir eine diesbezügliche Untersuchung in unsere umfangreiche Testreihe auf.

Schließlich waren unsere Freiwilligen in mittlerem Alter, nicht alt. Wir hatten angenommen, ihre Balance sei noch perfekt und bedürfte keiner Verbesserung. Doch da lagen wir falsch!

Zu unserer Überraschung mußten wir eine Verschlechterung um 8 % im Gleichgewicht der Frauen feststellen, die nicht trainierten. Was war geschehen? Zum einen waren sie ein Jahr älter geworden. Zum anderen glaubten wir, daß sie körperlich untätiger geworden waren. Die Frauen in unserer Krafttrainingsgruppe hingegen zeigten bei der Gleichgewichtskontrolle eine Verbesserung um 14%.

Die Ursache hierfür sind vermutlich stärkere Muskeln und damit einhergehende neurologische Veränderungen.

Dorothy, 67 Jahre, hätte nie gedacht, daß sie vor dem Krafttraining Gleichgewichtsstörungen hatte. Doch ein Jahr später hatte sie sich um 11 % verbessert – und jetzt sieht auch sie den Unterschied:

Ich stehe auf einem Bein, ziehe den Strumpf an, und ohne das Bein abzusetzen, ziehe ich auch noch den Schuh über. Früher hätte ich in der Zeit nur eines von beidem geschafft. Oft denke ich: „Du meine Güte, ich kann ganz schön lange so stehen." Früher ging ich erst auf alle viere und zog mich dann am Tisch hoch, um vom Boden aufzustehen. Jetzt sind meine Beine viel kräftiger. Ich gehe in die Hocke und stehe auf – ohne den Tisch.

Auf diese Ergebnisse hin habe ich in meine aktuellen Studien über Krafttraining auch Gleichgewichtsübungen eingeschlossen. Und es freut mich zu sehen, daß auch andere Forscher sich jetzt diesem Thema widmen.

Letztes Wochenende fuhr ich mit den Langlaufskiern über einen See. Plötzlich brach ich mit einem Bein bis ans Knie ein. Niemand hätte mir helfen können, ohne selbst einzubrechen. Auf einem Ski stehend, zog ich den anderen aus dem Wasser und setzte ihn weiter seitwärts auf, denn da, wo ich stand, war das Eis sehr dünn. Weil der Ski durch Eis und Schnee beschwert wurde, war es anstrengend, ihn zu heben und zu balancieren. Mit schwächeren Muskeln hätte ich das nicht geschafft.   *– Charlotte*

II

Den Anfang machen

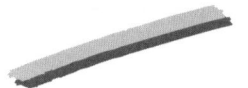

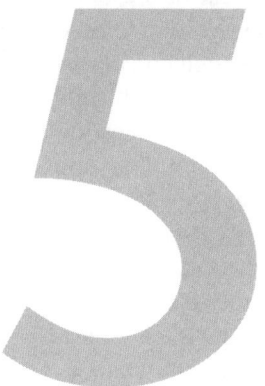

Vom Vorsatz zur Ausführung

F itness ist mein Beruf – und meine Leidenschaft. Doch ich bin auch Mutter zweier Kinder mit einem anstrengenden Job. Oft bin ich so beansprucht, daß ich keine freie Minute habe. Und obwohl ich weiß, wie wichtig Sport für meine Gesundheit ist, und ich es genieße, aktiv zu sein, nehme ich es mit der Regelmäßigkeit nicht immer so genau, wie ich es gern hätte.

Daher habe ich größtes Verständnis für Menschen, denen es schwerfällt, ein Trainingsprogramm in Angriff zu nehmen oder dabei zu bleiben. Wenn es Ihnen genauso geht, sind Sie nicht allein. Heutzutage weiß jeder, wie wichtig Bewegung ist. Doch in Umfragen, was der einzelne tatsächlich für seine Fitness tut, klafft eine riesige Lücke zwischen Vorsatz und Umsetzung. Zwar sind die Zahlen der Fitness-Center-Mitglieder, Besitzer von Fitnessgeräten und Triathlonteilnehmer enorm hoch. Doch viel mehr Menschen sind nur Zuschauer. Mehr als drei Viertel aller Amerikanerinnen haben z.B. nach Erhebungen von Gesundheitsvorsorge-Einrichtungen eine eher sitzende Lebensweise.

Früher wurden Fitnessexperten mit Menschen, die einfach nicht in Gang kamen, leicht ungeduldig. Heutzutage ist man in meinem Beruf realistischer. Wir haben erkannt, wie schwer es ist, Wissen in die Tat umzusetzen, und erfahren mehr und mehr darüber, was man dagegen tun kann.

Fünf Schritte zur Veränderung

Jeder versucht, sein Leben zu verbessern – ob er nun mit dem Rauchen aufhören, den Schreibtisch in Ordnung halten oder mit Krafttraining beginnen will. Dabei bemerkt man, wie schwer es ist, seine Gewohnheiten zu ändern.

Bei der Arbeit mit Rauchern stellten Forscher fest, daß diese beim Aufhören bestimmte, gleichbleibende Phasen durchlaufen, in denen ihnen jeweils andere Dinge zu schaffen machen und sie andere Unterstützung brauchen. Diese Erkenntnis ließ die Erfolgsquote von Entwöhnungsprogrammen in die Höhe schnellen und Forscher anderer Gebiete aufmerken. Bald zeigte sich, daß diese Phasen nicht nur für Raucher typisch sind, sondern daß fast jeder Umgewöhnungsprozeß so verläuft. In diesem Buch habe ich diese Erkenntnisse berükksichtigt. Dabei bin ich Dr. Lames Prochaska von der University of Rhode Island verpflichtet, der die Theorie entwickelte, und Dr. Bess Marcus von der Brown University, die sie für das Training umsetzte.

Folgende fünf Phasen werden Sie durchlaufen, wenn Sie Krafttraining zu einem Teil Ihres Lebens machen wollen:

1. Phase: Vorüberlegungen: Sie wissen wenig über Krafttraining, vor allem nicht, was es Ihnen bringt. Daher sehen Sie darin keine Notwendigkeit und haben auch keine Lust, damit anzufangen.

2. Phase: Annäherung: Sie fangen an, sich für Krafttraining zu interessieren; Sie wissen, daß es Sie kräftiger und gesünder machen würde. Sie würden gerne mit dem Training beginnen, wissen aber nicht, wie.

3. Phase: Vorbereitung: Noch heben Sie keine Gewichte. Doch Sie denken nicht mehr bloß darüber nach, sondern unternehmen erste und konkrete Schritte.

4. Phase: Action: Das ist die spannende Phase – die ersten sechs Monate eines Krafttrainingsprogramms. Sie machen Fortschritte, haben Spaß daran, sehen Erfolge.

Phase 5: Durchhalten: Das Training ist Routine und ein Teil Ihres Lebens – eine Gewohnheit, die Sie nie ablegen würden, genauso wenig wie das Zähneputzen.

Manche überwinden diese fünf Phasen problemlos. Sie hören von Krafttraining und beschließen, damit zu beginnen. Sie kaufen sich die Gewichte, nehmen sich die Zeit und fangen an. Nach einem Jahr sind sie kräftiger, schlanker und geradezu süchtig nach dem Programm. Ich hoffe, Ihnen geht es so! Vielleicht befinden Sie sich ja schon mitten im Prozeß. Vielleicht haben Sie gleich schon die Gewichte gekauft. Oder Sie trainieren schon seit einiger Zeit und haben nur nach einem ansprechenderen Programm gesucht. Für andere ist der Weg steiniger; sie können ihre Vorsätze nicht so leicht in die Tat umsetzen. Solchen Menschen wird dieses Kapitel helfen.

Phase 1: Vorüberlegungen

Es ist nicht schwer, diese Phase hinter sich zu lassen – wenn Sie dieses Buch lesen, haben Sie es bereits geschafft. Meistens ist nur ein wenig Information nötig. Wenn Sie erst einmal wissen, wie sehr Ihre Gesundheit von Krafttraining profitiert, und überlegen, damit anzufangen, sind Sie in Phase 2.

Wie können Sie einer Freundin oder Verwandten helfen, die in der ersten Phase steckt? Sie könnten ihr vorschlagen, die ersten vier Kapitel dieses Buchs zu lesen, damit sie versteht, wieviel Krafttraining für sie tun wird.

Phase 2: Annäherung

Ich treffe viele Menschen, die in dieser Phase stecken. Sie sind begeistert von der Idee, Gewichte zu heben, und würden am liebsten sofort starten – wissen aber nicht so recht, wie. Manche Frauen hören etwas und stimmen damit überein. So ging es Lisa. Sie hatte von Krafttraining gelesen, und dann passierte ihr folgendes:

Ich nahm mit 14 Leuten an einem Kanukurs teil, und an einem Tag fuhren wir Einer. Jeder von uns mußte vom Steg in ein Kanu steigen. Sonst paßte ich immer auf, hielt mich fest und meinen Schwerpunkt niedrig; doch diesmal stieg ich einfach ein. Das Kanu glitt unter mir weg, und ich fiel in den Charles River.

Der Lehrer sagte: „Das ist eine gute Gelegenheit zu zeigen, wie man wieder ins Kanu kommt, wenn man hinausgefallen ist." Ich stand bis zu den Schultern im Wasser; der Lehrer hielt das Kanu fest – und ich sollte mich wieder hineinschwingen. Keine Chance. Ich zog und strampelte stundenlang, wie es mir schien, doch meine Oberarme waren einfach nicht stark genug. Die anderen Kursteilnehmer schauten vom Wasser aus zu; eine Kajakgruppe und das Bootshauspersonal vom Steg. Endlich stieg der Lehrer aus seinem Kanu auf den Steg, und zusammen mit einem Kollegen packte er mich an den Armen und zog mich heraus.

Ich war die ganze Zeit nicht in Gefahr, doch ich mußte daran denken, was wäre, wenn ich mich wirklich einmal herausziehen müßte und es nicht schaffte. Kurz darauf begann ich mit dem Krafttraining.

Andere Frauen denken zwar an Krafttraining, vergessen es aber wieder. Jane hatte im *Tufts University Diet & Nutrition Letter* über meine Forschung gelesen und mich um mehr Information gebeten. Sie hatte sich immer zuwenig bewegt, wußte aber, daß sie Sport treiben mußte. Jayne erinnert sich:

Die Übungen klangen machbar – mir gefiel, daß man nur zweimal pro Woche trainiert und sich dafür weder umziehen noch das Haus verlassen oder schwitzend auf dem Boden wälzen muß. Ich wollte es einmal ausprobieren. Das war im März. Sechs Monate später hatte ich immer noch nichts getan.

Machen Sie sich Ihre Motive klar

Wenn ich mit Frauen wie Jayne arbeite, frage ich zuerst nach ihren Motiven. Ich lasse sie die Gründe aufschreiben, warum sie trainieren wollen. Nicht alle brauchen das. Doch wenn man schon seit Wochen oder Monaten in der Überlegungsphase steckengeblieben ist, weiß man, daß nur Nachdenken über die eigenen Motive allein nicht ausreicht. In einem solchen Fall sollte man sie aufschreiben oder einer Freundin schildern. Dieser einfache Schritt ist sehr bedeutend: Damit gehen Sie von einer passiven in eine aktive Haltung über.

Jayne schrieb folgendes auf:

1. *Ich bin erst 43, fühle mich aber schon klapprig. Ich war nie fit, bin damit aber immer durchgekommen – doch jetzt nicht mehr, und ich weiß, daß ich etwas tun muß. Das hier scheint mir der geeignete Ort, um anzufangen. Später möchte ich gern Aerobic machen. Das fällt mir sicher leichter, wenn ich kräftiger bin.*
2. *Meine Knie tun mir weh, und der Arzt sagt, Krafttraining könnte helfen.*
3. *Besonders gefällt mir die Vorstellung, mit mehr Muskeln auch etwas mehr essen zu können, ohne zuzunehmen.*

Vor fast 30 Jahren hat Dr. Gerald Kenyon vom Royal Surrey Hospital in London sechs Gründe festgehalten, die Menschen dazu bewegen, Sport zu treiben. Sie sind heute noch so gültig wie damals, vielleicht finden Sie so weitere Anregungen. Es kommt darauf an, daß Sie sich auf Ihre Motive konzentrieren, egal, welche es sind. Das hilft Ihnen, anzufangen und dabei zu bleiben.

Der Spaß am Aktivsein

Ich genieße es, Gewichte zu heben. Es reizt mich, zu sehen, was ich schaffen kann, und ich mag dieses warme, entspannte Gefühl im Anschluß an die Übungen in den Muskeln.

Spaß rangiert wahrscheinlich ganz unten auf Ihrer Liste. Aber wenn Sie erst einmal eine Weile trainiert haben, werden Sie überrascht sein.

Vorteile für Gesundheit und Fitness

Wenn Sie die ersten vier Kapitel dieses Buchs gelesen haben, wissen Sie, daß Krafttraining enorm viel für Ihre Gesundheit tun kann. Wenn Sie Training nicht mögen, betrachten Sie es als Mittel für einen wichtigen Zweck.

Ursula wurde von den Veränderungen ihres Körpers auf Krafttraining gebracht, als sie sich dem 50. Geburtstag näherte:

Ich habe mich nie sehr um meinen Körper gekümmert; ich fand, er müsse einfach funktionieren. Aber ich war nicht mehr so kräftig. Körperliche Aktivitäten wie z.B. Gartenarbeit oder Heimwerken mit meinem Mann hatte ich immer genossen. Doch sie wurden immer anstrengender. Ich kam außer Atem, mußte langsamer machen und spürte es hinterher in den Knochen.

Die Wechseljahre näherten sich, und ich mußte mir die Frage einer Hormontherapie stellen. Ich überlegte, was man sonst noch gegen brüchige Knochen tun könnte.

Dorothy war eine Teilnehmerin unserer Studie über Krafttraining. Sie erinnert sich:

Ich habe elf Kinder und 17 Enkel. Wenn ich dachte, „Mit 75 oder 80 werde ich tot sein und meine Enkel nicht aufwachsen sehen", wurde ich immer sehr traurig. Jetzt bin ich zuversichtlich, daß es mich noch eine ganze Weile geben wird.

Besseres Aussehen

Krafttraining verändert das Aussehen sehr. Es strafft den Körper – verringert das Fett und vermehrt die Muskelmasse – und verbessert die Körperhaltung.

Verna, eine weitere Freiwillige in unserer Untersuchung, sagt über den Erfolg der Übungen:

Ich hatte mein Gewicht zwar unter Kontrolle, als ich anfing, doch Arme und Oberschenkel schwabbelten, und ich bekam langsam ein Bäuchlein. Mit den Übungen wurde alles fester. Ich hätte nicht gedacht, daß das nach vier Geburten noch geht.

Soziale Kontakte

Training kann auch unter sozialem Aspekt sehr positiv sein. Meine besten Freunde lernte ich beim Sport kennen. Und so halte ich auch den Kontakt zu Freunden, die dieselben Interessen haben – und wie ich wenig Zeit haben, unter die Leute zu gehen. Meine liebste Kommilitonin ist Sportlerin. Im Sommer wandern wir gemeinsam; im Winter machen wir Langlauf. So haben wir Zeit zum Reden und tun dabei unserem Körper etwas Gutes.

Stressabbau und seelisches Wohlbefinden

Sport ist ein wunderbarer Stimmungsmacher. Forschungen haben ergeben, daß sowohl Kraftsport als auch Aerobic Spannungen abbauen und depressive Verstimmungen verringern. Meine persönlichen Erfahrungen bestätigen dies, obwohl diese Wirkung nicht immer sofort eintritt.

Verna beschreibt sich in der Zeit vor unserer Studie als sehr niedergeschlagen und ohne Schwung:

Ich hatte meine Stelle als Sekretärin des hiesigen Schulinspektors aufgegeben und mich zur Ruhe gesetzt. Man fragt sich dann immer: „War's das etwa schon?" Nach einem Monat Training fing ich an, mich toll zu fühlen. Ich sagte mir: „Ich kann nicht glauben, was mit mir geschieht!" Und so geht es mir heute noch.

Ich fühle mich nach dem Krafttraining von Stress befreit und energiegeladen – dieses Gefühl tritt ein oder zwei Stunden später ein und hält sich den ganzen nächsten Tag. Das scheint eine typische Reaktion zu sein.

Nervenkitzel

Bergsteigen und Abfahrtski sind aufregend – ich mag beides. Doch genauso spannend ist es, sich selbst Ziele zu setzen und sie zu erreichen. Vor zehn Jahren, als ich noch ein Single im Hauptstudium war, hatte ich mir zum Ziel gesetzt, einen dreistündigen Marathon zu laufen – und es war sehr aufregend, mich diesem Ziel zu nähern. Heute sehen mein Leben und meine Prioritäten anders aus, aber ich bin immer noch zielorientiert. Daher macht mir Krafttraining auch so viel Spaß. Kräftiger zu werden gibt mir ein positives Selbstgefühl. Indirekt verhilft es mir auch zu ständigem Nervenkitzel durch Bergsteigen und Skifahren – indem ich kräftig bleibe, kann ich diese anspruchsvollen Aktivitäten fortsetzen, wenn ich es auch unregelmäßig tue.

Hindernisse aus dem Weg räumen

Frauen, die noch zögern, schlage ich vor, sich vorzustellen, daß sie jetzt gleich starten. Im nächsten Schritt muß dann genau herausgefunden werden, was sie abhält, um die Hindernisse, Schritt für Schritt, gezielt zu bekämpfen.

Jayne genierte sich, mir ihre Gründe zu nennen:

Es gibt keine guten Gründe. Ich könnte sagen, ich habe zuviel zu tun – aber für andere Dinge wie Nachrichten sehen und Zeitschriften lesen finde ich auch Zeit. Ich bin müde. Ich glaube, im Grunde genommen bin ich nur faul.

Damit spricht Jayne aber nur die Gründe – vielbeschäftigt, müde, faul – an, die bei einer Umfrage des *President's Counsel on Physical Fitness and Sports* unter 1018 inaktiven Amerikanern als Hauptgründe genannt werden. Also gehen wir sie an, zusammen mit anderen, verbreiteten Problemen:

„Ich bin zu beschäftigt; ich habe keine Zeit."
Das ist mein größtes Hindernis und auch das, was ich am häufigsten von anderen Frauen höre. Das ist keine Ausrede – es ist ein reales Problem.

Wenn ich mit einer Frau arbeite, die sehr beschäftigt ist, bitte ich sie, mir zu erzählen, was sie während der Woche zu tun hat. Dann suchen wir nach Lücken, in denen sie zwei 40minütige Trainingseinheiten einschieben könnte. Zwei Möglichkeiten:

- Trainieren Sie vor der Arbeit oder in der Mittagspause. Ich mache das oft mit Kollegen. Für dieses Training braucht man sich ja nicht wie für Aerobic umzuziehen.
- Trainieren Sie vor dem Fernsehapparat – dann haben Sie Unterhaltung, während Sie etwas für Ihren Körper tun.
Eine Frau erzählte mir:

Mittwochs nehme ich immer Beverly Hills 90210 auf Video auf. Wenn niemand zu Hause ist, schaue ich mir die Folge an und trainiere dabei. So kann ich mir diese Sendung anschauen, nach der ich süchtig bin. Ich tue mir etwas Gutes, und die Zeit verfliegt nur so. Beim Fernsehen läßt es sich gut trainieren, weil man immer an derselben Stelle steht oder sitzt.

- Tun Sie sich mit einer Freundin oder einem Familienmitglied zusammen. So halten Sie leichter durch und verbringen die Zeit in Gesellschaft mit jemandem, den Sie mögen.

- Halbieren Sie die Einheiten und trainieren Sie viermal pro Woche 20 Minuten lang, z.B. die Arme am einen, die Beine am anderen Tag.
- Stehen Sie zweimal pro Woche etwas früher auf.
- Nehmen Sie sich Ihren Terminplan vor. Oft kann man Prioritäten anders setzen. Oder vielleicht können Sie einzelne Aufgaben an jemanden delegieren.

„Ich bin zu erschöpft – mir fehlt einfach die Energie."
Wenn Sie erst einmal angefangen haben, wird das Ergebnis bald mehr Energie sein. Doch anfangs müssen Sie gegen Ihre Erschöpfung ankämpfen, so schwer das ist. Versuchen Sie, sich nicht auf Ihre Schlappheit zu konzentrieren, sondern darauf, warum Sie das Training machen wollen. Oft ist es eine große Hilfe, diese Motive schriftlich festzuhalten.

„Ich bin faul; es fehlt mir an Willenskraft."
Das zu hören, stimmt mich traurig. Oft bedeutet das, daß eine Frau unzufrieden mit sich selbst ist. Sport bedeutet für sie nicht nur etwas Unangenehmes, sondern ruft sogar Schuldgefühle und Niedergeschlagenheit hervor.

Verschwenden Sie Ihre Energie nicht, indem Sie sich selbst klein machen. Denken Sie positiv: darüber, was Sie mit Krafttraining erreichen können und warum das für Sie wichtig ist. Beglückwünschen Sie sich dann dazu, daß Sie in die Annäherungsphase vorgerückt sind.

**„Ich bin zu alt" oder „Ich bin zu sehr außer Form,
um Gewichte zu heben."**
Auch Menschen über 90 schaffen diese Übungen. Wahrscheinlich sind Sie in besserer Verfassung als sie, als sie anfingen! Dennoch sollten Sie zunächst mit einem Arzt über Ihre Bedenken sprechen.

„Das ist mir zu teuer."
Man braucht eine gewisse Ausrüstung für dieses Trainingsprogramm, und dafür werden Sie vermutlich bezahlen müssen. Für manche ist das ein wichtiger Punkt. Doch wie ich in Kapitel 6 erklären werde, können Sie sich die Gewichte mit Freunden teilen; außerdem müssen Sie nicht alles auf einmal anschaffen. Wenn Sie lieber an Geräten arbeiten, haben Sie vielleicht am Arbeitsplatz Zugang zu einem Kraftraum, oder Sie könnten Mitglied in einem Club werden, der Gerätetraining anbietet. Manchmal höre ich Klagen über die Kosten von Frauen, die sich andererseits solchen Luxus wie teures Make-up oder Theaterbesuche leisten. Ich kann mir nicht helfen, aber ich denke dann oft, daß sie mit dem Geld, das sie für eine einmalige Sache ausgeben, die ganze Trainingsausrüstung kaufen könnten, die sie in ihrem Leben jemals brauchen werden.

3. Phase: Vorbereitung

Sie möchten anfangen; Sie wollen wissen, wie es weitergeht. In diesem Buch finden Sie alle nötigen Informationen. Während der Vorbereitungsphase werden Sie die Ausrüstung kaufen, sich mit den beschriebenen Übungen vertraut machen und planen, wann und wo Sie sie machen wollen. Dann sind Sie reif für den nächsten Schritt – die Umsetzung in die Tat.

Jayne kaufte die Gewichte. Doch weiter geschah erst einmal nichts:

Ich kaufte die Gewichte und probierte die Übungen noch am selben Tag aus. Dann hatte ich eine hektische Arbeitswoche, in der ich gar nicht trainierte. Die Woche darauf war ich verreist.

Als ich wiederkam, wollte ich in meinem Freundeskreis herumfragen, ob sich mir jemand anschließen wollte, doch ich kam nicht dazu, jemanden anzurufen. Da hatte nun ich eine Tasche mit unbenutzten Gewichten im Schrank. Das war deprimierend.

Ich schlage vor, daß Sie sich in so einem Fall ein Zeitlimit für die ersten Schritte setzen. Das klingt zwar überflüssig – und viele Leute brauchen sich keinen Termin setzen. Dennoch empfehle ich es allen, weil es ein so einfacher und effektiver Weg ist, voranzukommen. Wenn Ihnen immer wieder etwas dazwischenkommt, nehmen Sie sich am besten einen Stift, Ihren Terminkalender und einen Notizblock und tun folgendes:

- Machen Sie eine Einkaufsliste (siehe Kapitel 6).
- Schreiben Sie sich Sportfachgeschäfte aus den Gelben Seiten heraus. Setzen Sie ein Datum zum Einkaufen fest und notieren Sie es in Ihrem Kalender.
- Prüfen Sie Ihren Zeitplan. Setzen Sie fest, an welchen Wochentagen und zu welcher Zeit Sie trainieren wollen und tragen Sie die Termine ein. Das hilft wirklich.
- Wenn Sie mit einer Freundin trainieren wollen, tragen Sie in Ihren Kalender ein, wann Sie sie anrufen wollen.
- Treffen Sie alle nötigen Maßnahmen, um diese Termine freizuhalten. Legen Sie z.B. fest, bis wann die Kinderbetreuung mit Ihrem Mann abgesprochen sein muß.
- Halten Sie alle diese Termine ein!

Es ist so einfach, einen solchen Plan zu machen. Doch ich bin immer wieder überrascht, wie gut das wirkt. Leute, die es nie schafften, endlich etwas in Angriff zu nehmen, arbeiteten plötzlich ihre Aufgaben Punkt für Punkt ab.

4. Phase: Action

Die Ausrüstung ist besorgt; die Termine stehen. Jetzt können Sie es gar nicht mehr erwarten! Die Phase des Trainingsbeginns ist besonders spannend: Sie fangen mit etwas ganz Neuem an, finden Spaß daran, und Ihnen gefallen die Veränderungen, die Sie an sich beobachten. Wenn Sie die kritischen ersten sechs Monate hinter sich haben, kommen Sie in die letzte Phase – Durchhalten. Jayne ist auf dem besten Weg:

Endlich habe ich angefangen. Ich habe einige Freundinnen festgenagelt – Frauen wie mich, die ich gerne öfter sehen wollte. Jeden Montag vor dem Abendessen treffen wir uns bei mir – eine gute Zeit, um so richtig loszulegen. Es ist gut, einen festen Termin dafür zu haben, und gemeinsam macht es mehr Spaß.

Aber ich bin keineswegs perfekt. Das Training mit meinen Freundinnen sage ich nur selten ab. Doch das zweite Mal in der Woche, wenn ich alleine trainiere, fällt oft aus – besonders wenn ich verreist bin. Aber wenn ich wiederkomme, mache ich immer weiter. Es wird langsam ein Teil meines Lebens.

5. Phase: Durchhalten

Jetzt ist das Training bereits zur Gewohnheit geworden, und Sie spüren die Fortschritte an Gesundheit und Wohlbefinden. Doch die Frauen, mit denen ich gearbeitet habe, machen nicht aus reiner Gewohnheit weiter. Sie empfinden das Training als Tonikum für ihren Kräftehaushalt und ihr seelisches Wohlbefinden. Sie haben etwas geschafft, was ihnen viel bedeutet. Sie sehen besser aus und fühlen sich besser als die letzten Jahre. Und deswegen haben sie nicht den geringsten Wunsch, aufzuhören.

Dorothy – die siebzehnfache Großmutter, die ich schon früher zitierte – trat nach Abschluß unserer Studie einer von der Kirche organisierten Trainingsgruppe bei. Nun macht sie zusätzliche Kraftübungen und marschiert jeden zweiten Tag fünf bis sechs Kilometer. Sie erzählt:

Ich werde bald 68 und muß mich ständig ermahnen, daß ich keine 50 mehr bin. Wenn jemand mein Alter erfährt, ist er erstaunt – weil ich jünger aussehe, so rasch gehe und so viel unternehme. Ich habe die Energie und Zuversicht, um mich körperlichen Herausforderungen zu stellen. Letzten Sommer war ich mit meinem Sohn und den Enkeln in Wyoming. 15 Jahre hatte ich kein Pferd aus der Nähe gesehen, und trotzdem ritt ich mit ihnen aus. Und als sie auf einem Wildwasser paddeln gehen wollten, rief ich: „Das muß ich probieren!"

Die Ausrüstung

Am Wochenende, bevor ich dieses Kapitel schrieb, schichtete ich Brennholz auf. Ist eine körperlich so anstrengende Tätigkeit nicht genausogut wie Krafttraining mit Hanteln? Überraschenderweise nein. Es war zwar anstrengend, die Scheite zu stapeln, aber die Muskeln werden beim Heben nicht so sehr gefordert wie im Training. Indem man mehr Holz auf einmal hebt, gibt man seinem Bizeps zwar mehr zu tun, doch durch die ungünstige Körperhaltung überfordert man leicht seinen Rücken. Und das möchte man natürlich ungern zweimal pro Woche tun.

Mit der geeigneten Ausrüstung können Sie Ihre Muskeln gefahrlos und systematisch aufbauen. Für meine Studie trainierten die Frauen an den Geräten in den Tufts-Labors. Ähnliche Geräte finden Sie in vielen Fitness-Centern – und wenn Sie genug Platz haben und Geld kein großes Problem darstellt, können Sie sich Heimgeräte zulegen. Aber man muß weder ins Fitness-Center gehen noch teure Geräte kaufen. Mit preisgünstigen Gewichten erzielen Sie zu Hause dieselben Erfolge. Dazu brauchen Sie:

- Fußgewichte
- Hanteln
- Behälter zur Aufbewahrung der Gewichte
- robusten Stuhl
- Handtuch
- bequeme Kleidung

Übungen mit freien Gewichten

Freie Gewichte sind solche, die man in der Hand hält oder am Körper befestigt – im Gegensatz zu denen, die an einem Gerät angebracht sind. Sie sind die preisgünstigere Variante, aber ganz sicher nicht die schlechtere Lösung. Professionelle Bodybuilder bevorzugen oft freie Gewichte, weil sie handlicher und vielseitiger sind.

Zum Beginn brauchen Sie freie Gewichte – Fußgewichte und Hanteln – für etwa 150 DM. Wenn Sie kräftiger geworden sind, sollten Sie nochmals 35 bis 75 DM für schwerere Hanteln ausgeben. 135 bis 225 DM sind doch eigentlich nicht viel Geld für eine Ausrüstung, die weder kaputtgeht noch sich abnutzt.

Fußgewichte

Für drei Übungen im Grundprogramm und einige Extraübungen in Kapitel 11 benötigen Sie Fußgewichte. Das sind Manschetten mit Fächern für Gewichtsbarren von insgesamt bis zu 10 kg. Sie regulieren das Gewicht, indem Sie einzelne Barren entfernen oder dazutun.

Anfangs werden Sie mit 1, 1,5 oder 2 kg pro Manschette trainieren, je nach Ihrer Verfassung. Die meisten Frauen verdoppeln diese Gewichte innerhalb der ersten zwölf Trainingswochen, und nach sechs Monaten heben sie an jedem Bein 5–10 kg. Sie brauchen also zwei Fußmanschetten mit je bis zu 10 kg, die leicht anzulegen und zusätzlich gepolstert sind.

Hanteln

In der ersten Woche benutzen Sie Hanteln von je 0,5–1,5 kg Gewicht. Doch die meisten Frauen verdreifachen dieses Gewicht innerhalb der ersten zwölf Wochen und benutzen für die meisten Armübungen Hanteln mit einem Gewicht von mehr als 5 kg.

Hanteln gibt es in 0,5-kg-Abstufungen zu kaufen. Das Minimum sind 0,5 kg, das Maximum liegt bei 7–10 kg – und das werden Sie auch brauchen. Ein Komplettset ist zwar praktisch, oft aber auch teuer. Hier ist mein Vorschlag für einen praktikablen Kompromiß zwischen Kosten und Nutzen:

- Statt sich Hanteln unter 2 kg zu kaufen, benutzen Sie anfangs die Gewichtsbarren aus den Fußmanschetten. Das ist zwar nicht besonders praktisch, aber ökonomisch. Wenn Sie zwei Barren benutzen, umwickeln Sie sie mindestens dreimal mit sehr festem Klebeband. Gehen Sie dabei nicht über 2 kg hinaus, sonst werden die Pakete zu groß für Ihre Hände.
- Kaufen Sie sich zu Beginn Hantelsets zu je 2,5, 4 und 5 kg. Die meisten Frauen kommen damit einige Monate lang aus.
- Wenn Sie bei den 5-kg-Hanteln ankommen, schätzen Sie Ihre Bedürfnisse neu ein. Vielleicht kaufen Sie sich dann Hanteln mit 6, 7,5 oder gar 10 kg.

Noch einige Tips zum Geldsparen:

Variable Hanteln kaufen
Diese Sets sind manchmal günstiger im Preis als einzeln gekaufte Hantelpaare. Achten Sie darauf, daß sich das Gewicht schnell verändern läßt, denn Sie werden es vermutlich von Übung zu Übung anpassen wollen. Auch sollten sie gut ausbalanciert sein, damit sie leicht zu handhaben sind.

Teilen und Kosten sparen
Vielleicht möchte ja eine Nachbarin oder eine Freundin auch mit diesem Programm anfangen. Wenn Sie gemeinsam trainieren, ist es einfach, sich die Gewichte zu teilen – da jeder sein eigenes Tempo hat, erreichen Sie die einzelnen Stufen vermutlich zeitversetzt.

Gebrauchte Hanteln kaufen
Gehen Sie die Kleinanzeigen in der Lokalpresse durch oder suchen Sie in den Gelben Seiten nach einem Geschäft, in dem man gebrauchten Sportbedarf kaufen kann. Sie können dort auch Ihre abgelegten Hanteln verkaufen.

Ein Behälter für die Gewichte

Bewahren Sie die Gewichte in einem Behälter auf, solange sie nicht benutzt werden. Ich benutze dafür zwei Segeltuchbeutel: Sie sind stark genug und durch ihre Griffe praktisch in der Handhabung.

Weitere Möglichkeiten:

- Matchbeutel
- Kräftige Schachtel oder Karton (schwer beweglich)
- Robuster Korb (dekorativ, aber nicht so haltbar)
- Spezialständer für Gewichte (schwer zu bewegen; nicht kindersicher)

Stuhl

Einige Übungen werden auf einem Stuhl sitzend ausgeführt; bei anderen im Stehen halten Sie sich an der Lehne fest. Wählen Sie den Stuhl, der von allen am besten geeignet ist – ein Eßzimmerstuhl ist meistens genau das richtige. Sie sollten ruhig verschiedene Stühle ausprobieren und dabei auf folgendes achten:

- Stabilität
- keine Armlehnen
- Die Sitzfläche sollte die richtige Höhe haben – im Sitzen sollten die Füße den Boden knapp berühren und die Kniegelenke knapp über der Stuhlkante sein. Für kleine Frauen ist es sicher einfacher, den passenden Stuhl zu finden. In Kapitel 8 lesen Sie, wie Sie einen Stuhl an große Körpergrößen anpassen können.
- Die Stuhllehne sollte hoch genug sein, daß Sie sich im Stehen abstützen können, ohne sich vorzubeugen.

Handtuch

Einige Beinübungen werden im Sitzen mit einer Handtuchrolle unter den Knien gemacht; das Handtuch polstert die Unterseite der Beine und hält sie in der richtigen Position.

Suchen Sie ein altes Handtuch heraus, und bewahren Sie es mit den Gewichten auf, dann haben Sie es immer griffbereit.

Kleidung

Für dieses Programm brauchen Sie keine Spezialkleidung – viele Frauen trainieren im Büro in ihrer Arbeitskleidung. Der Bequemlichkeit halber ist jedoch folgendes zu empfehlen:

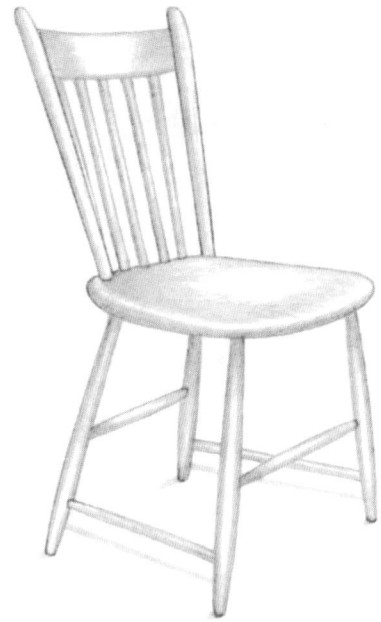

- Lockere, luftdurchlässige Kleidung, z.B. aus Baumwolle, damit Sie nicht schwitzen.
- Dicke Socken oder Beinwärmer, damit die Fußmanschetten die Haut nicht abschürfen.
- Feste, stützende Schuhe mit flexibler Sohle, so daß Sie auf den Zehenspitzen stehen können. Turnschuhe sind grundsätzlich geeignet. Feste Schuhe mit Ledersohle sind meistens zu unnachgiebig; sehr leichte Segeltuchschuhe bieten keinen ausreichenden Halt.

Wo gibt es die Gewichte zu kaufen?

Hanteln bis zu 5 kg gibt es heutzutage in den Sportabteilungen von Warenhäusern und in Fachgeschäften für Sportbedarf zu kaufen. Nach schwereren Hanteln und Manschetten muß man wahrscheinlich im Fachhandel suchen. Unter „Sportbedarf" finden Sie in den Gelben Seiten Händler in Ihrer Nähe. Fragen Sie am besten erst telefonisch nach, ob das Gewünschte vorrätig ist. In aller Regel kann es auch schnell bestellt und geliefert werden.

Viele Frauen bestellen Gewichte lieber im Sportversand, nicht nur aus Zeitmangel, sondern weil sie sie nicht schleppen wollen. Hier sind drei Adressen:

Diversified Products Deutschland GmbH
Messerschmittstraße 12
89231 Neu-Ulm

Kettler GmbH & Co.
Postfach 1020
59469 Ense

Life Fitness Europe GmbH
Siemensstraße 3
85716 Unterschleißheim

Heimtrainer

Die oben beschriebene Ausrüstung ist alles, was Sie für dieses Programm brauchen. Doch oft werde ich auch nach Heimtrainern gefragt. Diese sind bedeutend teurer – rechnen Sie mit 850 bis 7000 DM – und brauchen viel mehr Platz. Auch benötigen Sie vielleicht einen persönlichen Trainer, der Ihnen hilft, die Anweisungen in diesem Buch an Ihrem Gerät richtig umzusetzen.

Heimtrainer rangieren von schlichten Bänken mit Aufbauten für Arm- und Beinübungen (etwa 850 DM) bis hin zu komplizierten, zimmergroßen Multifunktionsgeräten mit vielen Stationen (1700 bis 7000 DM und mehr). Es gibt viele Varianten und laufend neue Modelle. Einige allgemeine Hinweise:

Manche Multifunktionsgeräte arbeiten mit starken Bändern statt Gewichten. Obwohl dieses System durchaus Vorteile hat, ziehe ich Hantelbänke mit Hantelablage vor – sie sind einfacher im Gebrauch und schränken die Bewegungsfreiheit bei den Übungen nicht ein. Das ist wichtig, denn nur indem man die ganze Bewegung ausführt, verbessert man seine Elastizität.

Sollten Sie sich zum Kauf eines Krafttrainingsgerätes entschließen, gehen Sie in den Fachhandel. Suchen Sie ein Geschäft, in dem verschiedene Marken angeboten werden und geschultes Verkaufspersonal berät. Folgende Fragen sollten Sie stellen:

Welche Muskelgruppen kann ich mit diesem Gerät trainieren?
Bitten Sie den Verkäufer, Ihnen die Übungen vorzumachen, und probieren Sie es selbst.

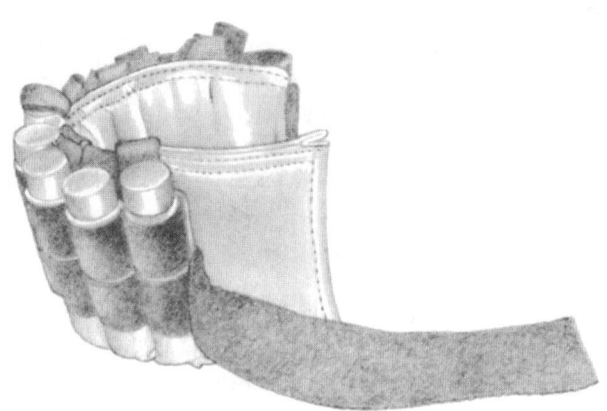

Ist dieses Gerät für mich das richtige?

Bevor Sie einen Heimtrainer kaufen, gehen Sie ganz sicher, daß es der richtige für Sie ist – das ist besonders für kleine Frauen oft schwierig. Die meisten Heimtrainer sind für große Männer gemacht, obwohl sich das allmählich ändert. Doch je kleiner Sie sind, desto schwieriger ist die Suche.

Kann ich das Gerät allein einstellen?

Schauen Sie nicht bloß dem Verkäufer zu – prüfen Sie, ob Sie es selbst problemlos einstellen können.

Wieviel Platz braucht dieses Gerät?

Geräte für Krafttraining sehen im Geschäft immer kleiner aus als nachher bei Ihnen zu Hause. Manche Geräte füllen einen ganzen Raum.

Garantiezeit, und was kann ich in einem Reparaturfall tun?

Weitere Utensilien

Ein Grund, weshalb dieses Trainingsprogramm so ungefährlich und wirkungsvoll ist, ist der, daß Sie Ihre Fortschritte genau verfolgen können. Da Sie wissen, welche Gewichte Sie gerade heben, können Sie auch entscheiden, ob Sie auf derselben Stufe weitermachen oder zur nächsten übergehen sollten. Doch viele Frauen fragen mich nach weiteren Utensilien.

Gebrauch von Stretchbändern

Diese langen Gummibänder sind in verschiedenen Stärken erhältlich, durch die beim Ziehen unterschiedlicher Widerstand entsteht. Sie kosten wenig und wiegen nicht viel. Aber sie haben einige Nachteile:

- Sie müssen gut festgebunden werden und sind dadurch weniger handlich als freie Gewichte.
- Da Sie nicht wissen, mit welchem Widerstand Sie gerade arbeiten, ist die Kontrolle schwieriger.
- Meistens ist die höchste Schwierigkeitsstufe schnell erreicht. Viele bleiben auf dieser Stufe, obwohl sie das Zeug zu mehr hätten.
- Wenn das Band gedehnt wird, wächst der Widerstand – Gewichte hingegen bleiben während des ganzen Bewegungsablaufs konstant. Dieser erhöhte Widerstand kann verhindern, daß Sie die Bewegungen bei einer Übung ganz durchziehen. Das wiederum hemmt Ihre Fortschritte – beim Krafttraining geschieht nichts dergleichen.

Viele Menschen trainieren jedoch gerne mit Bändern, und richtig eingesetzt können sie auch Vorteile bieten. Viele Frauen, die normalerweise mit freien Gewichten trainieren, nehmen auf Reisen ein Stretchband mit – mit einem Paar Fußgewichten und zwei 5-kg-Hanteln ist das schwieriger!

Was ist von selbstgebastelten Gewichten zu halten?

Oft wird vorgeschlagen, kleine Konservenbüchsen zu heben (das schadet weder Ihnen noch der Konserve, baut aber keine Muskeln auf) oder mit Sand oder Kies gefüllte, große Meßbecher zu stemmen (nicht ungefährlich).

Bitte lassen Sie solche Versuche! Meßbecher aus Plastik sind nicht für das Krafttraining gedacht: Sie sind nicht dafür gemacht, soviel Gewicht zu halten; ihre Griffe sollen beim Tragen helfen und sind nicht für die Art zu heben geeignet, wie sie das Programm erfordert. Sie könnten brechen und Sie sogar verletzen. Selbstgemachte Fußgewichte funktionieren ebensowenig.

Sie wollen mit einem Programm beginnen, das Ihre Zeit in Anspruch nehmen wird – eigentlich das wertvollste Gut, das Sie besitzen. Ich rate Ihnen dringlichst, Ihre eigenen Anstrengungen zu honorieren und die geeignete Ausrüstung anzuschaffen. Damit tun Sie den ersten Schritt, um Ihre Gesundheit und Ihr Wohlbefinden zu verbessern – nicht nur für den Moment, sondern für den Rest Ihres Lebens.

III

Das „Starke-Frauen-bleiben-jung"-Programm

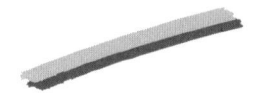

Grundlagen für ein
Krafttraining ohne Risiko

Sie haben Ihre Ausrüstung beisammen: Gewichte (inklusive Behälter), einen soliden Stuhl, ein Handtuch. Sie tragen bequeme Kleidung, stützende Schuhe und dicke Socken. Jetzt wollen Sie die Übungen kennenlernen. Doch vor dem Start habe ich noch einige Bitten an Sie.

Zunächst möchte ich Sie bitten, folgenden einfachen Test zu machen. Er heißt Aktivitätsbereitschafts-Test (ABT). In den USA ist er weit verbreitet. Er wurde von der Canadian Society for Exercise Physiology entwickelt, um rasch festzustellen, ob jemand gleich mit dem Training beginnen kann oder zuerst zum Arzt gehen sollte.

Aktivitätsbereitschafts-Test
ABT (aktualisiert)

IHR PERSÖNLICHER ABT
(Ein Fragebogen für die Altersgruppe 15 bis 69 Jahre)

Regelmäßige Bewegung macht Spaß und ist gesund, und immer mehr Menschen werden täglich aktiver. Für die meisten liegt darin keine Gefahr. Andere hingegen sollten erst mit einem Arzt sprechen, bevor sie ihre körperliche Aktivität plötzlich steigern.

Wenn Sie planen, Ihre Aktivität deutlich zu steigern, beantworten Sie die sieben Fragen im Kasten unten. Wenn Sie zwischen 15 und 69 Jahre alt sind, sagt Ihnen der ABT, ob Sie erst einen Arzt konsultieren sollten. Wenn Sie älter als 69 Jahre sind und bislang nicht sehr aktiv waren, sollten Sie das auf jeden Fall vorher tun.

Vertrauen Sie beim Beantworten dieser Fragen Ihrem gesunden Menschenverstand. Bitte lesen Sie die Fragen sorgfältig und kreuzen Sie wahrheitsgemäß JA oder NEIN an.

JA NEIN
☐ ☐ 1. Wurde bei Ihnen jemals ein Herzleiden festgestellt, und sollten Sie nur in Abstimmung mit einem Arzt Sport treiben?
☐ ☐ 2. Haben Sie beim Sport Schmerzen in der Brust?
☐ ☐ 3. Hatten Sie innerhalb des letzten Monats Schmerzen in der Brust, obwohl Sie gerade keinen Sport trieben?
☐ ☐ 4. Verlieren Sie durch gelegentliches Schwindelgefühl das Gleichgewicht oder haben Sie je das Bewußtsein verloren?
☐ ☐ 5. Liegt ein Knochen- oder Gelenkleiden vor, das durch eine Veränderung Ihrer sportlichen Aktivität verschlimmert werden könnte?
☐ ☐ 6. Nehmen Sie zur Zeit Medikamente (z.B. Diurethika) wegen Ihres Blutdrucks oder eines Herzleidens?
☐ ☐ 7. Gibt es irgendeinen anderen Grund, weswegen Sie keinen Sport treiben sollten?

IHRE ANTWORT LAUTET...

bei mindestens einer Frage JA

Sprechen Sie mit Ihrem Arzt, BEVOR Sie Ihre körperliche Aktivität steigern und BEVOR Sie einen Fitness-Test machen. Sprechen Sie mit Ihrem Arzt über den ABT und darüber, welche Fragen Sie mit JA beantwortet haben.

• Entweder können Sie die geplante Sportart trotzdem aufnehmen – wenn Sie es anfangs langsam angehen lassen und sich nur allmählich steigern. Oder Sie müssen sich auf Sportarten beschränken, die für Sie ungefährlich sind. Sagen Sie dem Arzt, welche Sportarten Sie im Auge haben, und folgen Sie seinem Rat.

• Erkundigen Sie sich, welche Sportmöglichkeiten am Ort für Sie in Frage kommen.

bei allen Fragen NEIN

Wenn Sie auf *alle* ABT-Fragen ehrlich mit NEIN geantwortet haben, können Sie sicher sein, daß Sie

• körperlich aktiver werden können – die beste und einfachste Methode ist, langsam zu beginnen und sich allmählich zu steigern.

• einen Finess-Test machen können – eine gute Methode, Ihre derzeitige Fitness einzuschätzen und so Ihre Aktivitäten optimal planen zu können.

Verschieben Sie Ihre Aktivitäten

• wenn Sie sich wegen einer Erkältung oder Fieber vorübergehend unwohl fühlen – warten Sie, bis Sie sich besser fühlen; oder

• Sie schwanger sind oder es sein könnten – in diesem Fall sprechen Sie vorher mit dem Arzt.

Achtung: Wenn sich Ihr Gesundheitszustand ändert und Sie auf alle Fragen mit JA antworten können, fragen Sie Ihren Arzt, ob Sie Ihre körperlichen Aktivitäten daraufhin verändern sollten.

Eine Haftung für Personen, die nach dem ABT körperlich aktiv werden, kann nicht übernommen werden. Wenn nach Ausfüllen des Fragebogens Zweifel bestehen, konsultieren Sie zuerst einen Arzt.

Sicherheit ist oberstes Gebot

Krafttraining birgt ein geringeres Verletzungsrisiko als viele andere Sportarten, Jogging und Aerobic mit eingeschlossen. Fast jeder kann es betreiben – unsere Freiwilligen rangierten von Trägerinnen Olympischer Medaillen bis zu gebrechlichen 90jährigen. Da wir soviel Wert auf Sicherheit legen, waren Verletzungen äußerst selten. Indem Sie die folgenden Hinweise beachten, können Sie Problemen vorbeugen und auch effektiver trainieren.

Den Trainingsplatz einrichten

Dieses Programm erfordert sehr wenig Platz – gerade so viel, daß Sie einen Stuhl aufstellen und sich ringsum frei bewegen können. Räumen Sie Gefahrenquellen wie andere Möbeln, lose Teppiche und Kabel weg. Kinder und Haustiere bezeichne ich normalerweise nicht als „Gefahr" – ich habe drei kleine Kinder, zwei Katzen und einen Hund. Doch ich achte darauf, daß sie beim Training nicht in der Nähe der Ausrüstung sind.

Für einige Übungen müssen Sie sich an einem soliden Stuhl festhalten. Damit der Stuhl nicht weggleitet, stellen Sie ihn möglichst auf einen rutschsicheren Teppich. Wenn Sie Parkett- oder Steinfußboden haben, stellen Sie den Stuhl sicherheitshalber an die Wand.

Gewichte in einem Behälter aufbewahren

Sie sollten immer nur die Gewichte aus dem Behälter nehmen, mit denen Sie gerade arbeiten. Verstauen Sie sie sofort nach der Übung! Gewöhnen Sie sich das gleich an; dann machen Sie nicht die Erfahrung, die ich machen mußte. Als meine Tochter Alexandra zwei Jahre alt war, griff sie nach einer 2,5-kg-Hantel, die ich auf dem Tisch liegen lassen hatte. Ich hatte die Hantel nicht als besonders gefährlich angesehen – bis Alexandra sie vom Tisch zog und auf ihre Zehen fallen ließ. Zum Glück war nichts gebrochen, doch es war für uns beide eine schmerzhafte Erfahrung.

Nicht mit angelegten Fußgewichten umhergehen

Fußgewichte scheinen nicht sehr schwer, doch sie wirken sich auf das Gehen aus. Auch wenn Sie meinen, Sie sind sicher auf den Füßen,

SICHERHEIT FÜR DEN RÜCKEN

Bei Rückenschmerzen werden Sie bei den Übungen von ganz allein vorsichtig sein. Doch auch beim Transport der Gewichte sollten Sie auf Ihren Rücken achten.

- Bewahren Sie die Gewichte dicht beim Stuhl an Ihrem Trainingsplatz auf, damit Sie sie nicht jedesmal holen müssen. Wenn das nicht möglich ist, transportieren Sie sie vorsichtig.
- Heben Sie nicht zuviel auf einmal. Machen Sie zur Not mehrerer Gänge.
- Heben Sie den Behälter mit der richtigen Technik an: Gehen Sie in die Knie, und richten Sie sich langsam auf.
- Setzen Sie sich hin, wenn Sie die Fußgewichte anlegen. Legen Sie die Füße dazu auf einen Stuhl oder Tisch.
- Seien Sie nach dem Training beim Verstauen der Gewichte genauso vorsichtig.

- bringt Sie das Gewicht leicht aus der Balance,
- könnten sich die Verschlüsse verhaken,
- stürzen Sie eher beim Stolpern.

Warum es also darauf ankommen lassen?

Planen Sie so, daß Sie möglichst nicht gezwungen werden, das Training zu unterbrechen und mit angelegten Gewichten zu laufen.

- **Kinder:** Achten Sie darauf, daß Kinder während des Trainings außer Reichweite der Gewichte bleiben. Oder trainieren Sie dann, wenn die Kinder schlafen, außer Haus sind oder jemand auf sie aufpaßt.
- **Türklingel:** Bitten Sie jemand anderen, aufzumachen, oder hängen Sie ein „Bitte-nicht-stören"-Schild hinaus.
- **Telefon:** Überlassen Sie anderen oder dem Anrufbeantworter die Anrufe. Oder stellen Sie das Telefon in Reichweite, um selbst abheben zu können.

Wenn etwas Unvorhergesehenes eintritt, legen Sie erst die Gewichte ab, bevor Sie den Trainingsplatz verlassen.

Nicht bei Unwohlsein oder Müdigkeit trainieren

Wenn Sie das Training ab und zu ausfallen lassen, entgeht Ihnen nicht viel. Es nützt nichts, zu trainieren, wenn man zu müde oder krank ist, um sein Bestes zu geben. Erholen Sie sich erst – und fangen Sie dann wieder an.

Genügend trinken

Da man bei diesem Krafttraining nicht ins Schwitzen kommt, erhöht es den Flüssigkeitsbedarf nicht so sehr wie Aerobic. Trotzdem sollten Sie vor dem Training etwas trinken und ein Getränk in Reichweite halten, damit Sie den Trainingsplatz nicht verlassen müssen, wenn Sie Durst bekommen. Was sollte man trinken? Wasser ist gut geeignet; isotonische Getränke sind nicht nötig.

Viele Menschen, besonders ältere, trinken nicht genug und sind daher oft unterhydriert. Bei Krankheit oder heißem Wetter schlägt das leicht in eine Dehydrierung um. Versuchen Sie unabhängig von Ihrem Alter täglich acht Gläser Flüssigkeit zu trinken. Das scheint zwar viel, ist aber schnell erreicht, wenn Sie zu jeder Mahlzeit und zwischendurch ein bis zwei Gläser trinken.

Apropos: Schon kleine Alkoholmengen – z.B. ein Glas Wein oder Bier – setzen Ihr Reaktionsvermögen erheblich herab. Wenn Sie etwas getrunken haben, warten Sie mit dem Training einige Stunden.

Zwischen den Mahlzeiten trainieren

Beim Krafttraining sollte man weder hungrig sein noch gerade gegessen haben. Bei Hunger führen die Übungen leicht zu Benommenheit oder Schwindelgefühl. Unmittelbar nach dem Essen ist der Verdauungstrakt stark durchblutet. Ein oder zwei Stunden später ist das Training viel weniger strapaziös.

Mit einem Warm-up beginnen

Wärmen Sie Ihre Muskeln auf, um sie vorzubereiten – besonders wichtig ist das, wenn Sie den ganzen Tag gesessen haben. Das muß nicht lange dauern und nichts Besonderes sein. Jede Tätigkeit, bei der Sie Arme und Beine bewegen, ist geeignet. Beachten Sie hierzu auch Kapitel 8.

Haltung bewahren

Halten Sie sich anfangs bei jeder Übung genau an die Abbildungen. Mit der richtigen Haltung beugen Sie nicht nur beim Training, sondern auch im Alltag Zerrungen und Verletzungen vor – und sehen jünger aus.

Gute Haltung heißt nicht Hab-Acht-Stellung wie beim Militär. Ihr Körper sollte entspannt, aber gestreckt sein. Das gilt auch beim Sitzen: Sitzen Sie auf-

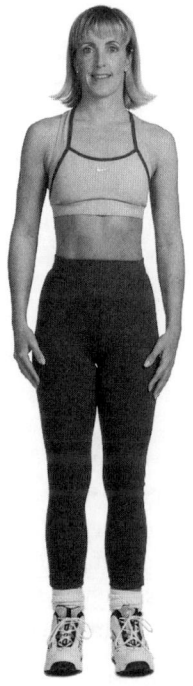 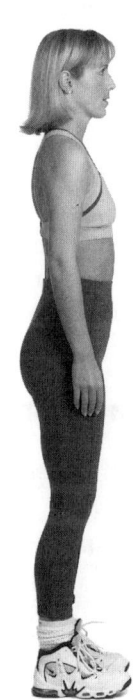

Kontrollieren Sie Ihre Haltung:
- Kinn zurückgezogen
- Hals auf einer Linie mit der Wirbelsäule
- Schultern entspannt nach hinten und locker
- Rücken gerade
- Becken leicht eingezogen
- Knie weder fest durchgedrückt noch gebeugt

recht. Die Beine sollten im 90°-Winkel vom Körper abgehen, die Füße den Boden berühren. Kontrollieren Sie Ihre Haltung im Spiegel. Folgenden Trick verwenden Profis: Sie stellen sich vor, jemand hätte eine Schnur an ihrem Oberkopf befestigt und zöge leicht daran.

Entspannen

Bei der Kontraktion eines Muskels tendiert der Mensch dazu, auch andere zusammenzuziehen. Im täglichen Leben kann das hilfreich sein – wenn man sich z.B. mit einem schweren Koffer abmüht, braucht der Bizeps die Unterstützung von Schulter und Rücken. Doch beim Krafttraining sollte sich nur der Muskel zusammenziehen, der gerade an der Reihe ist. Schließlich soll er intensiv trainiert werden.

Doch vor allem belastet es zu sehr, wenn jedesmal der ganze Körper angespannt wird. Wenn Sie sich entspannen, werden Sie ruhiger und die Übungen mehr genießen können.

Finden Sie heraus, wo Sie die Muskeln anspannen, um diese Tendenz zu korrigieren. Ich z.B. muß beim Gewichtheben darauf achten, die Schultern nicht hochzuziehen und zu verkrampfen. Wenn ich nicht aufpasse, beiße ich auch die Zähne zusammen. Während des Trainings muß ich daher bewußt Schultern und Kiefer entspannen.

Gewichte langsam heben

Für die Sicherheit und den Erfolg des Trainings ist es wichtig, die Übungen langsam auszuführen. Wenn Sie das Tempo nicht bewußt drosseln, heben Sie die Gewichte zu schnell – oder werden dabei immer schneller. Im täglichen Leben verstärkt Geschwindigkeit die Körperkraft. Ein schwerer Koffer läßt sich z.B. mit Schwung leichter heben. Doch das ist auch häufige Ursache von Rücken-, Schulter- oder Hüftverletzungen, wie Sie wohl bereits aus schmerzhafter Erfahrung wissen.

Außerdem werden die Muskeln nicht trainiert, wenn das Momentum (oder die Erdanziehungskraft) die ganze Arbeit macht. Durch langsame, gleichmäßige Bewegungen werden mehr motorische Einheiten und Muskelfasern aktiviert. Davon profitiert der ganze Muskel.

Jede Einheit sollte genau neun Sekunden dauern: vier Sekunden heben, eine Sekunde einatmen und vier Sekunden senken. Vor der nächsten Einheit sollten Sie zwei bis drei Sekunden pausieren.

Nicht aufhören zu atmen!

Vielleicht meinen Sie, nicht ans Atmen erinnert werden zu müssen, doch Tatsache ist, daß die meisten Menschen es vergessen. Das geschieht aus Gewohnheit, denn auch dadurch verstärken wir unsere Kraft im täglichen Leben. Beim Luftanhalten entsteht Druck in Brustkorb und Bauchhöhle, der verhindert, daß das Blut aus den Muskeln weicht. Professionelle Gewichtheber bedienen sich dieses Tricks – auch Valsalva-Manöver genannt –, um alles aus sich herauszuholen. Daher ihr Grunzen (das entsteht, wenn die Glottis, die Öffnung zwischen den Stimmbändern, den Luftstrom plötzlich abschneidet) und das Anschwellen der Nacken- und Kopfmuskulatur. Das kann gefährlich werden, besonders für jemand mit einem Leiden, das die Blutgefäße angreift, wie Herzbeschwerden, Diabetes oder grünem Star.

Manche, die ich davor gewarnt habe, das Atmen nicht zu vergessen, atmen übermäßig bewußt; sie fallen ins andere Extrem und hyperventilieren. Daraufhin fühlen sie sich benommen oder schwindelig, und das ist auch nicht gut. Man braucht nicht nach Luft zu schnappen. Atmen Sie gleichmäßig, so, als unterhielten Sie sich gerade mit jemandem.

Laut mitzählen

Es gibt zwei Gründe, laut mitzuzählen. Zunächst atmen Sie dann gleichmäßig – beim Sprechen kann man die Luft nicht anhalten und kaum hyperventilieren. Außerdem hilft es, das Tempo der Bewegungen langsam zu halten. Wie Sie in Kapitel 8 sehen werden, schlage ich vor, langsam „1–2–3–Auf; Pause; 1–2–3–Ab" zu zählen.

Im empfohlenen Tempo Fortschritte machen

Manche Frauen sind so begeistert vom Krafttraining, daß sie sich überfordern. Wie ich in Kapitel 9 erklären werde, sollten Sie ein Gewicht wählen, das Sie problemlos achtmal hintereinander heben können, bevor der Muskel ermüdet und eine Pause braucht. Mit zu schweren Gewichten fällt es schwer, die Übungen korrekt durchzuführen, und die Verletzungsgefahr steigt. Auch die Bänder und Sehnen, die meist schwächer sind als die Muskeln, brauchen Zeit, um aufzuholen. Wenn man sich allmählich steigert, werden alle beteiligten Körperteile gleichmäßig gekräftigt. Wenn Sie gezwungen sind, zwei oder drei Wochen auszusetzen, verlangen Sie nicht von Ihrem Körper, auf demselben Niveau wieder einzusteigen. Reduzieren Sie anfangs sicherheitshalber die Gewichte; Sie können sie jederzeit steigern, wenn die Muskeln wieder kräftiger werden.

Trainieren Sie zweimal – oder höchstens dreimal – pro Woche, und pausieren Sie dazwischen mindestens einen Tag.

Hören Sie auf Ihren Körper

Auf der Basis Ihrer Antworten zu den Fragen in Kapitel 9 finden Sie für sich das richtige Anfangsgewicht. Doch von da an entscheiden Sie selbst, ob Sie noch bei einer Gewichtsstufe bleiben oder zur nächsten übergehen.

Mit diesem Programm kräftigen Sie Ihre Muskeln, indem Sie sie bis an ihre Leistungsgrenze fordern. Mit den richtigen Gewichten ermüden die Muskeln am Ende jeder Übung. Das sollte allmählich geschehen und sich so anfühlen wie immer, wenn Muskeln ermüden. Sobald Sie aufhören, sollte dieses unbehagliche Gefühl fast sofort nachlassen. Stechender Schmerz hingegen könnte auf mechanische Probleme oder eine Entzündung in einem Gelenk hindeuten. (Weitere Informationen dazu in Kapitel 10.)

ACHTUNG

Wenn Sie den Hinweisen in diesem Buch folgen, ist es unwahrscheinlich, daß sich bei Ihnen die untengenannten Symptome zeigen. Wenn doch, dann seien Sie vernünftig: **Hören Sie sofort auf.** Und wenn das nichts nützt, konsultieren Sie umgehend einen Arzt.

- Schmerzen oder Druckgefühl in der Brust
- Schwindelgefühl oder Benommenheit
- Übelkeit
- Schweißausbrüche, die sich nicht mit Anstrengung oder Hitzewallungen erklären lassen
- Ungewöhnliche oder schlimmer werdende Schmerzen, z.B. in einem Gelenk; oder Schmerzen im Kiefer oder im Arm, die nicht von müden Muskeln herrühren

KAPITEL

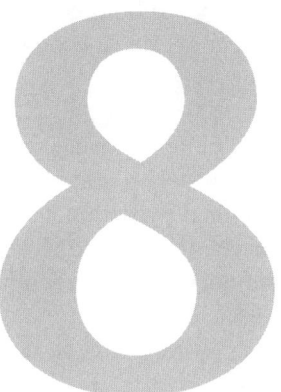

8

Acht Übungen,
die Sie stark machen

In diesem Kapitel erfahren Sie, wie Sie die acht Übungen des *„Starke-Frauen bleiben-jung"*-Programms machen. Zuerst erlernen Sie die Bewegungen und im folgenden Kapitel, wie Sie das Programm auf Ihre Bedürfnisse abstimmen.

Sie fangen mit niedrigen Gewichten an   mit pro Arm 0,5–1,5 und pro Bein 1,5–2,5 kg, je nach Ihrem aktuellen Fitnessgrad. Anfangs steigern Sie die Gewichte wöchentlich; nach wenigen Wochen haben Sie die richtige Intensität erreicht: Sie werden jedes Gewicht achtmal ohne Probleme heben können, dabei aber beinahe Ihr Limit erreichen. Wenn das achte Heben keine Anstrengung mehr bedeutet, steigern Sie das Gewicht.

Bei diesem Programm trainieren Sie zweimal pro Woche 40 Minuten. Das Training umfaßt jeweils drei Phasen:

- Warm-up (fünf Minuten)
- Krafttraining (30 Minuten)
- Cool-down oder Abwärmen (fünf Minuten)

Warm-up

Wenn Sie Ihre Muskeln zuerst aufwärmen, haben Sie mehr vom Training. Jede Aktivität, bei der Sie sich fünf Minuten bewegen, eignet sich als Warm-up. Folgen Sie einem dieser Vorschläge, oder denken Sie sich selbst etwas aus. Machen Sie dies zum Teil Ihres Trainings.

- Die acht Übungen mehrmals ohne Gewichte vollständig durchführen.
- Langsam achtmal vom Stuhl aufstehen und wieder setzen. Wenn nötig mit den Händen abstützen. Zehnmal wiederholen. Das ist das Warm-up, das wir bei unseren Studien machen, weil es zugleich kraftfördernd wirkt.
- Fünf Minuten auf der Stelle oder eine Treppe hinauf- und wieder hinunterlaufen – oder beides kombinieren.
- Gegebenenfalls Krafttraining im Anschluß an das Aerobic machen – dann entfällt das Warm-up.

ENTSPANNEN SIE SICH!

In den Anweisungen zu jeder Übung werden Sie aufgefordert, nach Verspannungen zu suchen – und sich zu entspannen.

- Gesicht: Runzeln Sie nicht die Stirn; halten Sie das Gesicht entspannt.
- Kiefer und Hals: Vermeiden Sie es, die Zähne aufeinanderzupressen. Wenn Ihr Kiefer entspannt ist, entspannt sich auch der Hals.
- Schultern: Ziehen Sie die Schultern nicht an die Ohren. Halten Sie sie entspannt nach hinten.
- Beine und Arme: Nur die Muskeln, die Sie gerade trainieren, sollten angespannt sein; entspannen Sie alle anderen bewußt.

Kraftübungen

Nun zum Kern dieses Buchs: acht Kraftübungen, mit denen Sie die Hauptmuskelgruppen an Armen und Beinen trainieren. Bei Bedarf blättern Sie nochmal auf Seite 25 zurück.

Reihenfolge der Übungen

Die ersten drei Übungen zielen auf die großen Muskeln der unteren Körperhälfte ab und werden mit Fußgelenkgewichten durchgeführt. Der ganze Körper wird dabei weiter aufgewärmt. Danach legen Sie die Fußgewichte ab, damit die Manschetten Ihre Bewegungsfreiheit nicht weiter einschränken. Mit den nächsten drei Hantelübungen trainieren Sie Ihren Oberkörper. Die letzten beiden Übungen, Zehen- und Fersenstand ohne Gewichte verbessern das Gleichgewicht, die Kraft der Beine und die Flexibilität der Fußgelenke.

Wie Sie in Kapitel 10 lesen, ist die Reihenfolge der Übungen nicht zwingend. Manche Frauen wechseln gerne zwischen Arm- und Beinübungen; andere halbieren die Übungsfolge und trainieren viermal pro Woche statt zweimal. Fangen Sie zunächst in der vorgeschlagenen Reihenfolge an. Sobald Sie das Programm kennen, können Sie variieren.

Lifts, Reps und Sets

Beim Krafttraining heißt jede Bewegungseinheit Lift. Mehrere Lifts hintereinander heißen Reps. In diesem Programm bilden acht Reps ein Set. Bei den ersten sechs Übungen machen Sie je zwei Sets, also insgesamt sechzehn Reps, bei dem Zehen- und Fersenstand je ein Set, also acht Reps.

Jeder Lift dauert neun Sekunden: vier Sekunden, um das Gewicht zu heben, eine Sekunde Pause, und vier Sekunden, um das Gewicht zu senken. Pausieren Sie zwischen den Lifts etwa drei Sekunden. Da Sie mit Gewichten arbeiten, die Sie nur mit gewisser Anstrengung achtmal heben können, müssen Sie zwischen den Sets etwas länger ausruhen – ein bis zwei Minuten. Sie können auch zwischen den Übungen ein bis zwei Minuten Pause machen.

Legen Sie die Fußgewichte an, bevor Sie beginnen.

Beincurl (mit Fußgewichten)

Diese Übung kräftigt den Quadrizeps, die großen Oberschenkelmuskeln. Je stärker sie sind, desto wohlgeformter die Beine – das ist von Vorteil, wenn Sie gerne Shorts oder Miniröcke tragen. Gehen, Treppensteigen, Aufstehen, Radfahren und andere Bewegungen, die die Beine miteinbeziehen, werden Ihnen so leichter fallen.

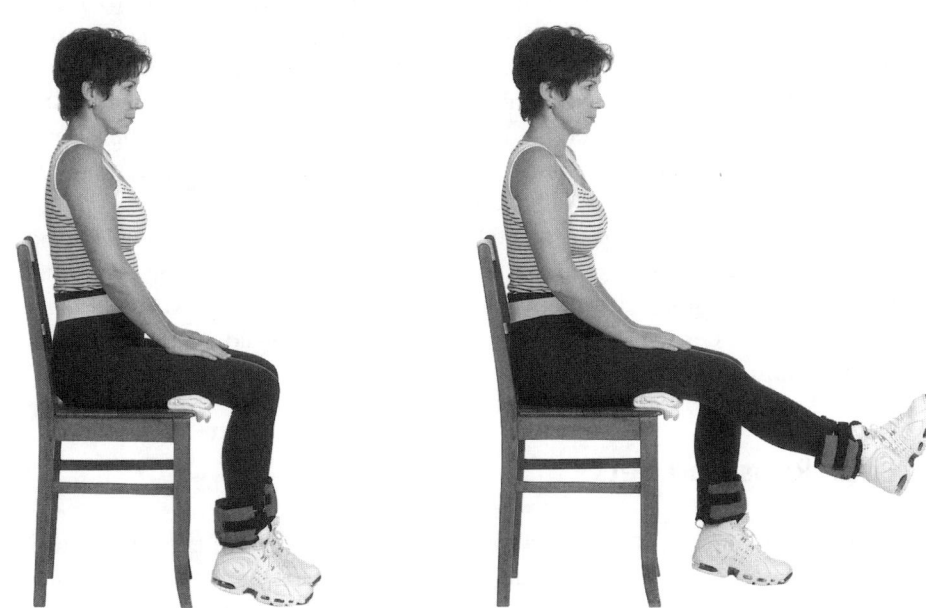

Ausgangsposition:

Auf dem Stuhl zurücklehnen; die Füße auf Schulterbreite gespreizt, die Knie direkt darüber, ohne sich zu berühren. Die Handtuchrolle als Polster unter die Kniekehlen schieben. Nur die Zehenspitzen sollten den Boden berühren; wenn nötig die Handtuchrolle doppelt legen.

Die Hände auf die Oberschenkel legen oder seitwärts baumeln lassen, oder die Seitenkanten der Sitzfläche umfassen.

Die Bewegung:

- **1–2–3–Auf:** Langsam das rechte Bein heben, bis das Knie ganz gestreckt ist. Die Zehen dabei locker zum Körper hin anwinkeln.
- **Stop:** Durchatmen.
- **1–2–3–Ab:** Den Fuß entspannen; die Zehen zeigen nicht länger zum Körper. Das Bein langsam in die Ausgangsposition senken.
- **Atempause.** Mit dem linken Bein wiederholen.

Spürbare Anstrengung:

Auf der Vorderseite der Oberschenkel; außerdem wird die Rückseite der Oberschenkel gedehnt.

Reps und Sets:

Die Übung so lange abwechselnd mit rechts und links wiederholen, bis Sie mit jedem Bein acht Beincurls gemacht haben – das ist ein Set. Nach ein oder zwei Minuten ein zweites Set machen.

Checkliste:

- Haltung: Bei der Übung nicht ins Hohlkreuz gehen.
- Das Bein am Ende des Lifts so weit wie möglich strecken – der letzte Teil der Muskelkontraktion ist der wichtigste.
- Nicht den Atem anhalten.
- Auf Verspannungen achten – und entspannen.

Seitliches Beinheben (mit Fußgewichten)

Die Beinspreizer, die außen an den Oberschenkeln verlaufen, helfen dabei, das Gleichgewicht zu bewahren – besonders bei Seitwärtsbewegungen. Diese Übung strafft diese Muskeln. Sie spüren es beim Tanzen, Tennisspielen und beispielsweise beim Skifahren.

Ausgangsposition:

Hinter dem Stuhl stehen; leicht auf die Lehne stützen.

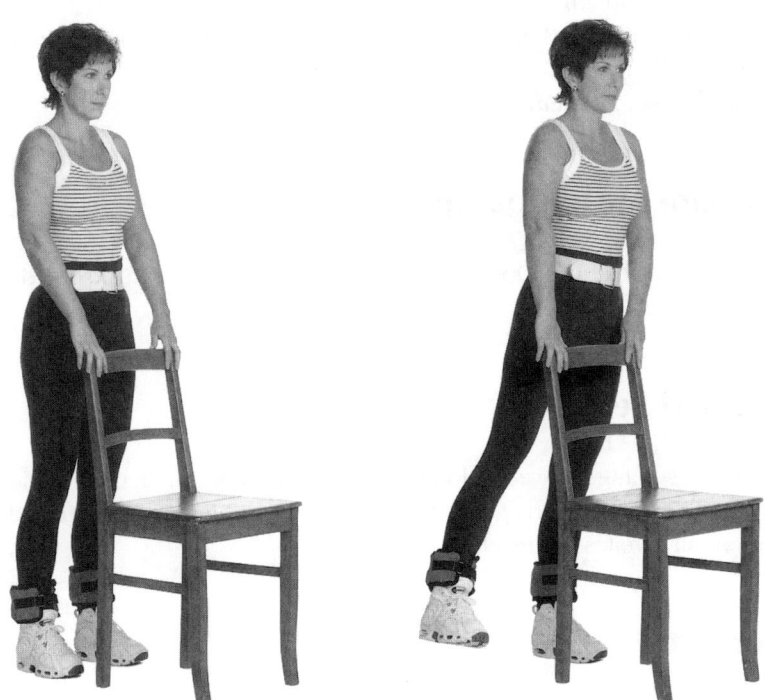

Die Bewegung:

1–2–3–Auf: Mit nach vorn zeigenden Zehen das rechte Bein gestreckt seitwärts 15–20 cm anheben. Das Standbein entspannen, nicht durchdrücken.
Stop: Durchatmen.
1–2–3–Ab: Langsam das Bein wieder abstellen.
Atempause, dann mit dem linken Bein wiederholen. Das Gewicht beim Standbeinwechsel verlagern; den Rumpf dabei gerade halten.

Spürbare Anstrengung:

Auf der Außenseite des angehobenen Beins und im Standbein.

Reps und Sets:

Abwechselnd rechts und links wiederholen, bis Sie jedes Bein achtmal seitlich gestreckt haben – das ist ein Set. Ein oder zwei Minuten ausruhen, dann ein zweites Set machen.

Checkliste:

- Der Rumpf sollte aufrecht bleiben und sich nicht seitwärts neigen. Kontrollieren Sie die Haltung im Spiegel.
- Das Bein nicht höher als 20 cm vom Boden heben.
- Nur mit den Fingerspitzen auf der Stuhllehne abstützen – nicht daran festklammern.
- Den Atem nicht anhalten.
- Auf Verspannungen achten – und entspannen.

Hüftstrecken (mit Fußgewichten)

Dies ist die beste Methode, den Allerwertesten in Form zu bringen. Hier trainieren Sie die großen Gesäßmuskeln und die Oberschenkelmuskeln, die unterhalb des Gesäßes auf der Rückseite der Oberschenkel verlaufen. Wenn diese Muskeln kräftiger sind, machen Aktivitäten, für die Sie die Beine gebrauchen – wie Gehen, Laufen, Ski- und Radfahren –, mehr Spaß. Auch können Sie leichter vom Boden oder einem niedrigen Stuhl aufstehen.

Ausgangsposition:

Etwa 45 cm hinter dem Stuhl stehen; dabei leicht auf die Lehne stützen. In der Taille 45° vorbeugen; die Beine bleiben gerade. Hals und Kopf sollen eine gerade Verlängerung des Rumpfes bilden. Um diese Position zu halten, einen Punkt auf dem Boden fixieren.

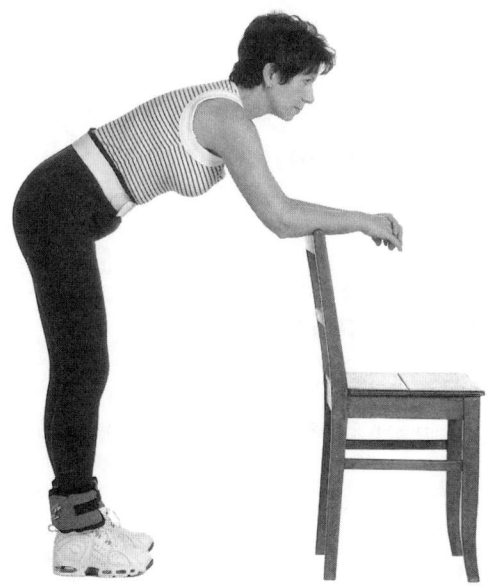

Die Bewegung:

- **1–2–3–Auf:** Langsam das rechte Bein nach hinten heben, bis es mit dem Rumpf eine gerade Linie bildet. Je nach Körpergröße befindet sich die Fußspitze dann 20 bis 35 cm über dem Boden. Das Standbein sollte entspannt, nicht durchgedrückt sein. Während der Bewegung zeigen beide Füße nach vorn.
- **Stop:** Durchatmen.
- **1–2–3–Ab:** Langsam das Bein wieder absetzen.
- **Atempause**, dann mit dem linken Bein wiederholen.

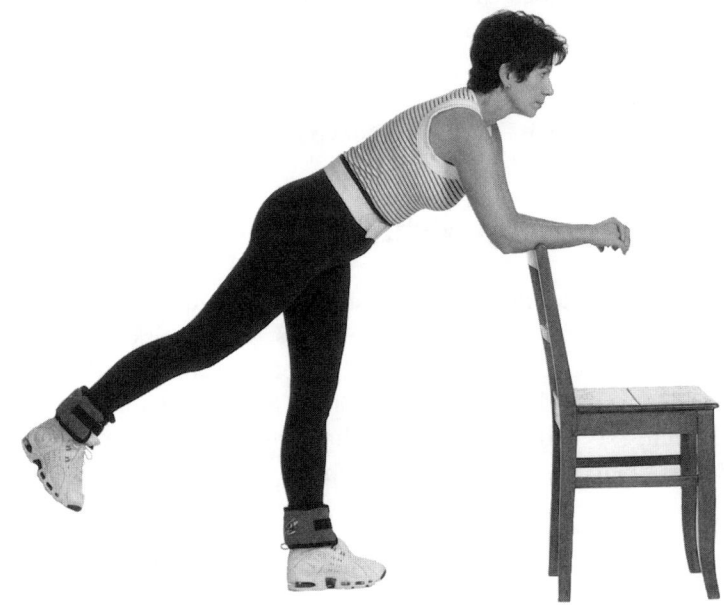

Spürbare Anstrengung:

In den Oberschenkeln, im Gesäß, im unteren Rückenbereich und im Standbein.

Reps und Sets:

Die Bewegung abwechselnd rechts und links jeweils achtmal wiederholen – das ist ein Set. Ein oder zwei Minuten ausruhen, dann ein weiteres Set machen.

Checkliste:

- Hals, Rücken und Bein sollten eine gerade Linie bilden. Den Kopf nicht zurücklehnen und nicht ins Hohlkreuz gehen.
- Nicht am Stuhl festklammern.
- Die Bauchmuskeln angespannt halten.
- Das Bein in der Luft nicht nach außen drehen – die Fußspitze muß nach vorn zeigen.
- Den Rumpf bei der Übung so ruhig wie möglich halten.
- Nicht den Atem anhalten.
- Auf Verspannungen achten – und entspannen.

Tips:

Bei dieser Übung stützen Sie sich mit den Armen ab; dadurch wird der untere Rückenbereich entlastet. Experimentieren Sie ein wenig, um eine bequeme Ausgangsposition zu finden, beispielsweise so:

- Ein Handtuch über die Lehne legen und die Unterarme darauf stützen.
- Die Unterarme statt auf einen Stuhl auf die Küchenarbeitsfläche stützen.
- Leicht die Stuhlseiten umfassen. Bei empfindlichen Schultern kann man die Gelenke dadurch entlasten.

Legen Sie nach dieser Übung die Fußgelenkgewichte ab und verstauen Sie sie in ihrem Behälter.

Armcurl (mit Hanteln)

Der Bizeps auf der Vorderseite der Oberarme gehört zu den am stärksten geforderten Muskeln. Je stärker diese werden, desto leichter fällt es Ihnen, Dinge aufzuheben – ob es Einkäufe, Kleinkinder oder die Reisekoffer sind. Wenn Sie im Alltag öfter Schnee schippen oder am Seil turnen, hilft Ihnen diese Übung dabei. Keine Angst vor Bizeps à la Miss Olympia – diese Übung strafft und kräftigt die Arme; sie werden geformt, aber nicht muskelbepackt.

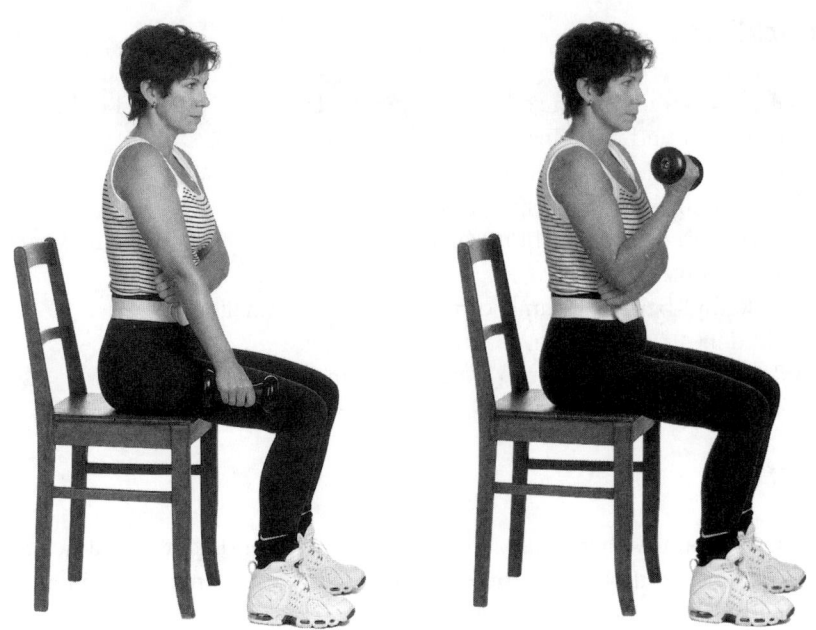

Ausgangsposition:

Mitten auf den Stuhl setzen, die Füße flach aufgestellt. Wenn die Füße nicht auf den Boden reichen, weiter auf die Stuhlkante rücken. In die rechte Hand eine Hantel nehmen, den Arm baumeln lassen. Die Linke zur Faust ballen und quer über die Brust auf die rechte Seite legen. Die Rückseite des rechten Arms auf die linke Faust stützen. Der rechte Arm sollte leicht vor dem Körper liegen; die Handfläche zeigt nach innen.

Die Bewegung:

- **1–2–3–Auf:** Langsam den rechten Ellbogen beugen und die Hantel mit einer leichten Drehung des Unterarms locker an die Schulter führen. Die rechte Handfläche zeigt am Ende der Bewegung zur Schulter, berührt sie jedoch nicht.
- **Stop:** Durchatmen.
- **1–2–3–Ab:** Langsam den Arm in die Ausgangsposition senken.
- **Atempause.** Mit demselben Arm wiederholen.

Spürbare Anstrengung:

In Unterarm und Bizeps.

Reps und Sets:

Heben Sie die Hantel achtmal mit dem rechten, dann achtmal mit dem linken Arm – das ist ein Set. Wenn Sie möchten, ruhen Sie sich einen Augenblick lang aus. Machen Sie dann ein zweites Set.

Checkliste:

- Haltung: Der Rücken muß gerade sein, die Schultern bleiben entspannt.
- Das Handgelenk während der ganzen Bewegung gestreckt halten.
- Die Hantel gut festhalten, aber nicht umklammern.
- Langsam bewegen.
- Nicht den Atem anhalten.
- Auf Verspannungen achten – und entspannen.

Tips:

Wenn möglich die Hantel zwischen den einzelnen Reps auf dem Stuhl ablegen. Nach einem Ruhemoment ist der Muskel beim nächsten Rep wieder voll einsatzfähig.

Wenn Sie es unbequem finden, den anderen Arm während der Übung quer über die Brust zu legen, stemmen Sie den Ellbogen des Hebearms in die Seite. Achten Sie darauf, daß der Arm bei der Bewegung nicht vor- oder zurückschwingt. Dann können Sie die Reps auch rechts und links im Wechsel machen wie bei den Beinübungen, statt pro Arm acht Reps hintereinander zu machen.

Überkopf-Trizepsübung (mit Hantel)

Der Trizeps – der Muskel auf der Rückseite des Oberarms – ist notorisch schwach. Wenn Sie ihn mit dieser Übung kräftigen, können Sie Zimmerdecken streichen, schwere Taschen ins Gepäckfach über dem Flugzeugsitz wuchten oder ein Kanu auf das Wagendach heben. Und Ihre Oberarme werden gestrafft.

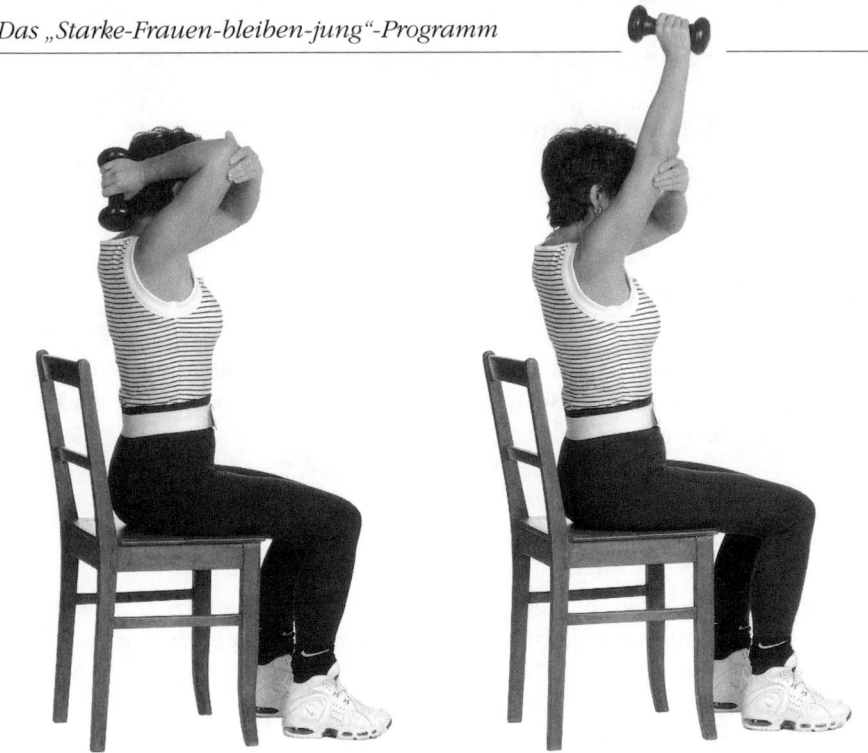

Ausgangsposition:

Auf den Stuhl setzen, die Hantel in der Rechten. Den rechten Arm gerade nach oben strecken; die Innenseite des Ellbogens dabei oberhalb des Ohrs anlegen. Den rechten Arm knapp unterhalb des Ellbogens (zur Schulter hin) mit der linken Hand stützen. Den rechten Ellbogen langsam beugen und die Hantel auf die rechte Schulter senken. Der Ellbogen zeigt dabei weiterhin nach vorn.

Tip: Wenn Sie nicht gelenkig genug sind, um diese Stellung zu halten, heben Sie den Arm für die Übung anfangs nicht ganz bis über den Kopf. Je gelenkiger Sie werden, desto höher heben Sie den Arm.

Die Bewegung:

- **1–2–3–Auf:** Den Unterarm mit der Hantel allmählich wieder über den Kopf strecken. Der Ellbogen zeigt weiter nach vorn; die Handfläche bleibt dem Körper zugewandt. Optimal ist es, wenn der Ellbogen direkt über dem Ohr landet – versuchen Sie, dieser Position so nahe wie möglich zu kommen.
- **Stop:** Durchatmen.

- **1–2–3–Ab:** Den Ellbogen wieder beugen und das Gewicht in die Ausgangsposition bringen.
- **Atempause**.

Spürbare Anstrengung:

In Oberarm, Rücken, Schulter und im Stützarm.

Reps und Sets:

Führen Sie die Bewegung achtmal mit jedem Arm aus – das ist ein Set. Ruhen
Sie sich bei Bedarf eine Minute aus, und machen Sie dann ein weiteres Set.

Checkliste:

- Die Schulter muß während der Übung ruhig bleiben; nur das Ellbogenge-
lenk bewegt sich.
- Haltung: Der Rücken bleibt gerade.
- Versuchen Sie, den Ellbogen bei der Übung erst vor-, dann hochzustrecken;
nicht zur Seite. Anfangs klappt das vielleicht noch nicht so gut, wird aber
von Mal zu Mal besser.
- Nicht den Atem anhalten.
- Auf Verspannungen achten – und entspannen.

Tip:

Wenn sich die Übung ungewohnt anfühlt, heißt das nicht, daß Sie etwas falsch
machen. Rechnen Sie damit, daß sie Ihnen schwerfallen wird und Sie weniger
schnell Fortschritte machen werden als bei den anderen Armübungen. Unsere
Freiwilligen können mit ihrem Trizeps nur die Hälfte bis drei Viertel des Ge-
wichts stemmen, das sie mit den Bizeps schaffen. Trotzdem machen sie meist
gute Fortschritte.

Stehend rudern (mit Hanteln)

Diese Übung stärkt den Deltamuskel der Schulter, den Trapezmuskel am oberen Rücken und den Bizeps. Wer diese Muskeln trainiert, hat mehr davon, als in einem Turnerhemd blendend auszusehen. Das Schultergelenk ist eins der wichtigsten – und anfälligsten – des Körpers. Eine starke Schultermuskulatur stabilisiert dieses Gelenk und macht es möglich, schwere Lasten zu heben und problemlos zu tragen.

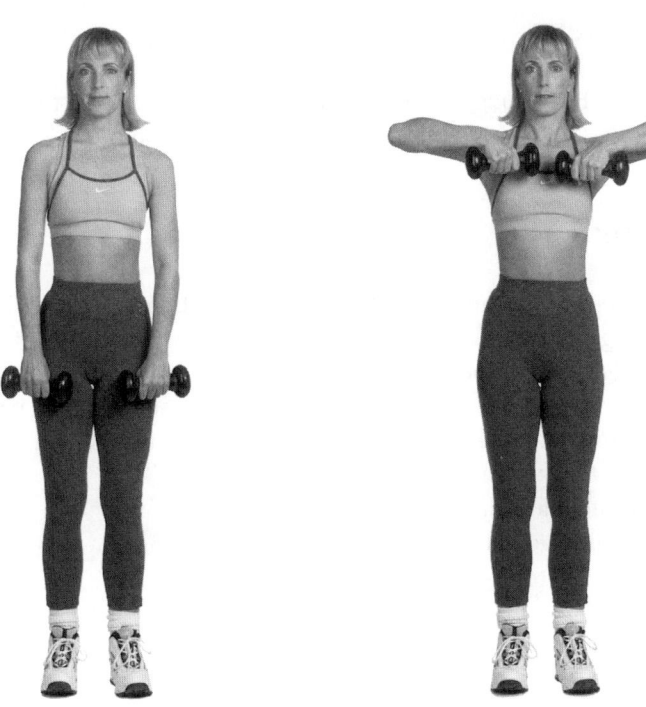

Ausgangsposition:

Aufrecht stehen, in jeder Hand eine Hantel. Die Hanteln nach vorne führen, so daß sie auf den Oberschenkeln liegen. Die Handflächen zeigen zum Körper.

Die Bewegung:

- **1–2–3–Auf:** Die Hanteln langsam am Körper entlang bis knapp unters Kinn ziehen. Die Handflächen zeigen weiterhin zum Körper; die Handgelenke kippen dabei nach außen; die Handknöchel zeigen nach unten. Am Ende des Lifts sind die Ellbogen auf Schulterhöhe und zeigen nach außen; Unterarme und Hanteln waagerecht halten.
- **Stop:** Durchatmen.
- **1–2–3–Ab:** Hanteln langsam in die Ausgangsposition senken.
- **Atempause**.

Spürbare Anstrengung:

In Unterarmen, Bizeps und Schultern.

Reps und Sets:

Acht Aufwärtsbewegungen ergeben ein Set. Die Hanteln ablegen und ein bis zwei Minuten ausruhen. Dann ein weiteres Set absolvieren.

Checkliste:

- Nicht die Schultern vorkrümmen! Das ist der verbreitetste Fehler bei dieser Übung.
- Ellbogen und Handgelenke nicht über Schulterhöhe heben.
- Eine aufrechte Haltung beibehalten.
- Nicht den Atem anhalten.
- Auf Verspannungen achten – und entspannen.

Zehenstand (ohne Gewichte)

Dies ist eine Dreizweck-Übung mit Extra-Bonus. Sie verbessert die Balance und die Gelenkigkeit der Fußknöchel und stärkt die äußeren Wadenmuskeln und die Fußstrecker auf der Rückseite der Unterschenkel. Wer den ganzen Tag steht, spürt den Unterschied, denn das sind die Muskeln, die man zum Stehen braucht. Der Extra-Bonus sind schlanke, wohlgeformte Beine.

Statt mit Hanteln und Fußmanschetten arbeiten Sie bei dieser Übung mit Ihrem Körpergewicht. Mit der Zeit durchlaufen Sie dabei vier Schwierigkeitsstufen:

Stufe 1: Zehenstand auf beiden Füßen mit Abstützen
Stufe 2: Wie in Stufe 1, doch ohne Abstützen
Stufe 3: Zehenstand auf einem Fuß mit Abstützen
Stufe 4: Zehenstand auf beiden Füßen auf einer Treppenstufe, mit Festhalten

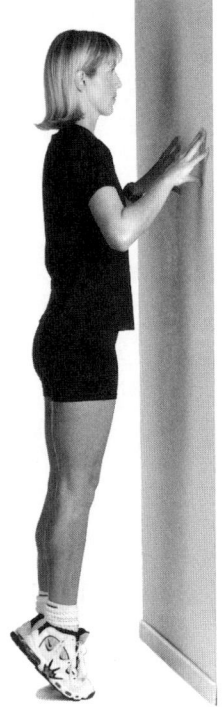 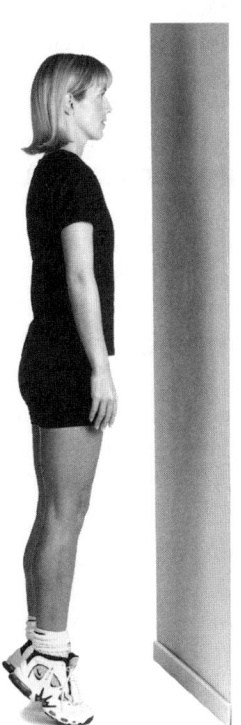

Beginnen Sie mit Stufe 1. Mit schwachen oder wenig geschmeidigen Wadenmuskeln kommen Sie wahrscheinlich zunächst nicht sehr hoch. Stärken Sie diese Muskeln allmählich, bis Sie ganz auf die Zehenspitzen kommen. Gehen Sie dann zu Stufe 2 über – derselben Übung ohne Hilfe der Hände. Wenn diese Stufe keine Herausforderung mehr für Sie ist, wechseln Sie zur 3. Stufe über und anschließend dann zu Stufe 4.

Stufe 1 und 2

Ausgangsposition:

30 cm vor einer Wand aufstellen; die Füße etwa 30 cm weit gespreizt.
Stufe 1: Die Fingerspitzen leicht an die Wand legen, um das Gleichgewicht zu bewahren.
Stufe 2: Die Hände bereit halten, sich an der Wand abzustützen, wenn Sie das Gleichgewicht verlieren. Versuchen Sie, immer öfter ohne die Wand auszukommen – doch machen Sie die Übung dennoch sicherheitshalber vor einer Wand.

Die Bewegung:

- **1–2–3–Auf:** So hoch wie möglich auf die Ballen beider Füße gehen.
- **1–2–3–Halten:** Auf den Ballen stehen bleiben, dabei bis drei zählen. Normal atmen.
- **1–2–3–Ab:** Langsam in die Ausgangsposition zurückkehren.
- **Atempause**, durchatmen und wiederholen.

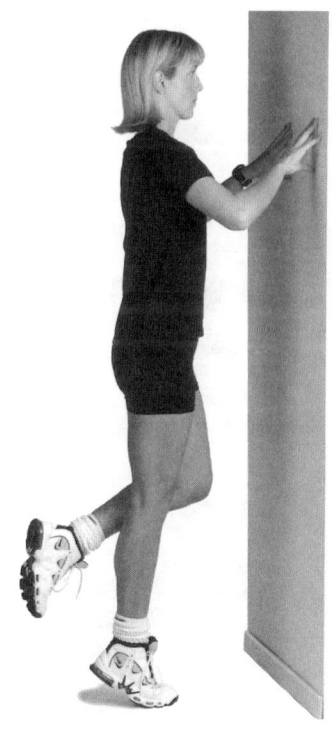

Reps und Sets:

Achtmal wiederholen – das ist ein Set. Das genügt für diese Übung.

Stufe 3

Ausgangsposition:

30 cm entfernt vor der Wand aufstellen; die Füße 30 cm gespreizt. Die Fingerspitzen leicht an die Wand legen, um das Gleichgewicht zu bewahren. Ohne den linken Oberschenkel zu bewegen, das linke Knie anwinkeln und den linken Fuß hinten einige Zentimeter vom Boden heben. Auf dem rechten Fuß balancieren.

Die Bewegung:

- **1–2–3–Auf:** Langsam so hoch wie möglich auf den rechten Fußballen gehen.
- **1–2–3–Halten:** Bis drei zählen, dabei auf der Fußspitze stehen bleiben. Regelmäßig atmen.
- **1–2–3–Ab:** Langsam in die Ausgangsposition zurückkehren.
- **Atempause**, Seiten wechseln.

Reps und Sets:

Abwechselnd rechts und links wiederholen, bis ein Set von acht Zehenständen pro Seite komplett ist. Ein Achterset ist ausreichend.

Stufe 4

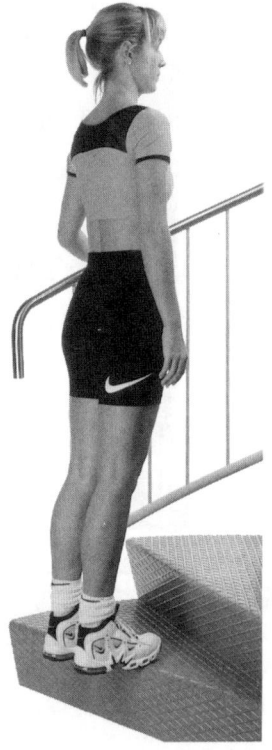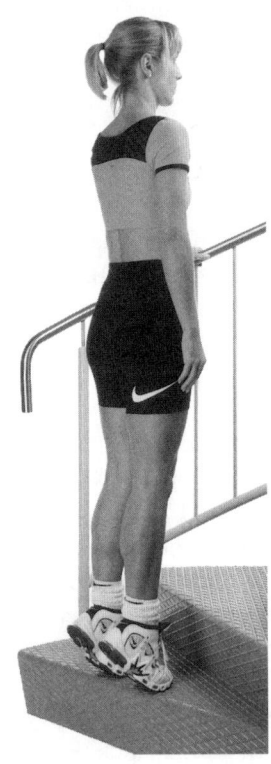

Ausgangsposition:
Auf die unterste Stufe einer Treppe mit stabilem Geländer stellen. Die Fußballen auf die Stufe setzen, so daß die Fersen überstehen. Am Geländer festhalten und die Fersen so weit senken wie möglich.

Die Bewegung:

- **1–2–3–Auf:** Langsam so weit wie möglich auf beide Fußballen gehen.
- **1–2–3–Halten:** Bis drei zählen; dabei auf den Fußspitzen bleiben und regelmäßig atmen.
- **1–2–3–Ab:** Langsam in die Ausgangsposition zurückkehren.
- **Atempause**, wiederholen.

Reps und Sets:

Machen Sie acht Reps – ein Set. Mehr ist nicht nötig.

Für alle Stufen gilt:

Spürbare Anstrengung:
In den Knöcheln, Füßen und der Rückseite der Waden.

Checkliste:

- Aufrecht stehen bleiben. Bei Stufe 3 nicht zur Seite neigen, wenn Sie auf einem Bein stehen.
- Den Zehenstand langsam machen – viele tendieren dazu, zu schnell auf die Zehenspitzen und zurück in die Ausgangsposition zu gehen. Man profitiert mehr von der Übung, wenn man die Position fünfzehn bis dreißig Sekunden hält, statt nur drei.
- Nicht den Atem anhalten.
- Auf Verspannungen achten – und entspannen.

Fersenstand (ohne Gewichte)

Auch diese Übung ist ein Dreifachtreffer. Sie verbessert Balance und Beweglichkeit und kräftigt die Schienbeinmuskeln. Damit ist diese Übung das perfekte Gegenstück zum Zehenstand.

Wie der Zehenstand arbeitet auch diese Übung mit dem Körpergewicht. Wenn die 1. Stufe zu leicht wird, wechseln Sie zur 2..

Stufe 1: Fersenstand mit Abstützen
Stufe 2: Wie Stufe 1, doch ohne Abstützen.

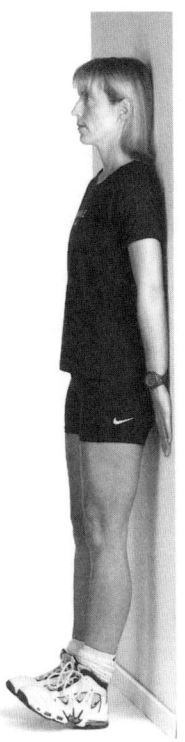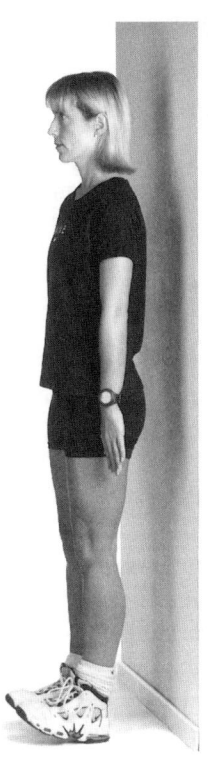

Wenn es Ihnen – wie vielen – schwerfällt, auf den Fersen zu stehen, biegen Sie zunächst nur die Zehen hoch und heben Sie allmählich die Ballen. Wechseln Sie erst dann zu Stufe 2, wenn Sie so gelenkig sind und soviel Kraft haben, daß Sie mit angehobenen Ballen auf den Fersen stehen können. Der Übergang zu

Stufe 2 geht allmählich vor sich. Anfangs werden Sie nach nur ein oder zwei Sekunden freien Stands nach der Wand greifen. Dieses Intervall wird länger, je mehr Kraft und Balance Sie haben. Nach einiger Zeit schaffen Sie acht Fersenstände fast ohne Abstützen – aber werden Sie nicht ungeduldig: Das dauert seine Zeit.

Ausgangsposition:

Mit seitlich an den Körper gelegten Armen leicht an die Wand lehnen; die Fersen 5–15 cm von der Wand entfernt.
1. Stufe: Die Handflächen flach an die Wand legen.
2. Stufe: Einige Zentimeter vorrücken, bis der Rücken nicht mehr an der Wand lehnt. Die Hände zum Abstützen bereit halten, falls es nötig sein sollte.

Die Bewegung:

- **1–2–3–Auf:** Langsam Zehen und Fußballen heben, bis Sie auf den Fersen balancieren.
- **1–2–3–Halten:** Bis drei zählen, dabei auf den Fersen bleiben und normal atmen. Möglichst ruhig stehen.
- **1–2–3–Ab:** Langsam in die Ausgangsposition zurückkehren.
- **Atempause**, dann wiederholen.

Spürbare Anstrengung:

Auf der Vorderseite der Unterschenkel.

Reps und Sets:

Auf beiden Seiten je acht Fersenstände machen. Ein Set genügt.

Checkliste:

- Eine gute Haltung bewahren – es hilft, nach vorn zu schauen, statt auf den Boden.

- Den Fersenstand langsam machen. Man profitiert mehr von der Übung, wenn man die Position fünfzehn bis dreißig Sekunden hält, statt nur drei.
- Nicht das Becken kippen, um die Balance zu halten.
- Auf Verspannungen achten – und entspannen.

COOL-DOWN

Am besten wärmen Sie sich nach dem Krafttraining mit Dehnübungen ab. So tun Sie noch etwas für Ihre Beweglichkeit und lösen eventuelle Verspannungen.

Suchen Sie sich drei oder mehr von den Übungen aus, bei denen Gewichte verwendet werden. Machen Sie jede Bewegung zwei- bis dreimal *ohne* Gewichte. Führen Sie sie vollständig und langsam aus. Halten Sie die Position fünfzehn oder dreißig Sekunden – **und federn Sie nie**.

KAPITEL

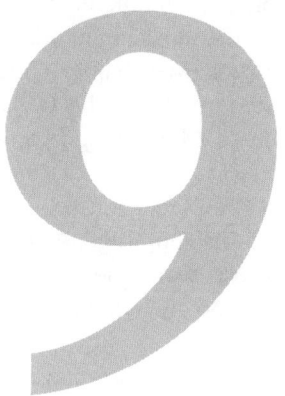

Ein eigenes
Programm gestalten

Nun haben Sie die Übungen gelernt. Im nächsten Schritt gilt es, sie in ein individuelles Programm zu integrieren, um gezielt Kräfte aufzubauen. Das Programm ist einfach – aber nicht leicht zu schaffen. Um kräftiger zu werden, müssen Sie auf anspruchsvollem Niveau trainieren – und dieses Niveau ständig an Ihre wachsenden Kräfte anpassen. Die richtigen Gewichte für jede einzelne Übung sind der Schlüssel zu Sicherheit und Erfolg. Wenn Sie sich zuviel abverlangen, fällt das Programm Ihnen unnötig schwer. Unterfordern Sie sich jedoch, machen Sie keine Fortschritte.

Den Ausgangspunkt finden

Das schwerste Gewicht, das Sie ein einziges Mal heben können, ist Ihre Leistungsgrenze. In diesem Programm trainieren Sie auf 70 bis 80 % Ihrer Leistungsfähigkeit. Das reicht, um die Muskeln zu kräftigen, liegt aber durchaus im Bereich Ihrer Möglichkeiten. Sicherheitshalber werden Sie jedoch auf einem deutlich niedrigeren Niveau starten – bei 50 bis 60 %. Das gibt Ihnen genügend Zeit, um die Bewegungsfolgen zu erlernen, und verringert das Verletzungsrisiko bei anfänglichen Formfehlern.

Da man seine Muskeln auch im täglichen Leben einsetzt, ist es leicht, seine aktuelle Stärke einzuschätzen. Mit dem folgenden, einfachen Test legen Sie einen sicheren Ausgangspunkt fest. Wenn Sie sich bei einer Frage nicht ganz sicher sind, greifen Sie lieber zu tief, als sich zu überschätzen.

Anleitung: Kreuzen Sie jeweils den Buchstaben an, der Ihre Kräfteverhältnisse am besten beschreibt.

- Auch bei nur einem Kreuz in Spalte C beginnen Sie mit der **Anfängerstufe**.
- Wenn Sie A und B angekreuzt haben, beginnen Sie mit der **Stufe für Fortgeschrittene Anfänger**.
- Wenn Sie dreimal A angekreuzt haben, beginnen Sie mit der Stufe für **Fortgeschrittene**.

Sobald Sie Ihren Ausgangspunkt festgelegt haben, können Sie anhand dieser Tabelle bestimmen, welche Hand- und Fußgewichte Sie zum ersten Training verwenden sollten:

	A	B	C
Schwere Einkaufstüte tragen* Ich kann auf jedem Arm eine Tüte tragen (A) Ich kann eine Tüte auf beiden Armen tragen (B) Ich kann keine einzige Tüte so weit tragen (C) * Stellen Sie sich vor, Sie tragen Einkaufstüten von je 7 kg vom Auto ins Haus – auf den Armen, nicht an den Griffen.			

	A	B	C
Gehen und Laufen Ich kann einen Kilometer ohne Pause laufen (A) Ich kann einen Kilometer ohne Pause gehen, aber nicht laufen (B) Ich kann keinen Kilometer ohne Pause gehen (C)			
Treppensteigen Ich kann fünf Treppen ohne Pause steigen (A) Ich kann zwei bis vier Treppen ohne Pause steigen (B) Ich kann zwei Treppen nicht ohne Pause steigen (C)			

Zögern Sie nicht, sich selbst herabzustufen, wenn Sie fürchten, die vorgeschlagenen Gewichte seien für Sie zu schwer. Wenn Sie z.B. Ihr Knie nach einer Verletzung schonen möchten, beginnen Sie mit niedrigeren Beingewichten und steigern Sie sie allmählich.

Ausgangspunkt	Kilogramm pro Arm	Kilogramm pro Bein
Anfänger	0,5	1,5
Fortgeschrittene Anfänger	1	2
Fortgeschrittene	1,5	2,5

Die ersten Male wird Ihnen das Training vielleicht leicht fallen, doch meiner Erfahrung nach ist das beim Erlernen der Übungen hilfreich. Danach werden Sie das richtige Niveau erreichen, indem Sie die Gewichte erhöhen, je stärker Sie werden. Dieses Programm paßt sich immer Ihrem Körper an.

Die Anstrengung richtig einschätzen

Viele Forscher arbeiten mit einem 20-Punkte-System, dem sog. Borg Trainingsintensitätssystem, mit dem man mit einer Zahl ausdrücken kann, wie es sich anfühlt, eine bestimmte Anstrengung zu unternehmen. Für dieses Buch habe ich eine einfachere 5-Punkte-Version entwickelt. Mit dieser Methode erkennen Sie, ob sie auf dem richtigen Niveau trainieren.

Das richtige Niveau für Krafttraining ist Stufe 4. Es sollte Ihnen beim ersten Mal relativ schwer fallen, das Gewicht zu heben, aber trotzdem sollte es zu schaffen sein. Beim dritten oder vierten Rep wird es schon schwieriger. Idealerweise sollten Sie den achten Rep noch gut schaffen, aber spüren, daß Sie nicht weitermachen können, bevor Sie den Muskeln eine Pause gönnen.

Außer in den ersten Wochen ist ein Training auf Stufe 3 nicht ausreichend; so erhöhen Sie nur Ihre Ausdauer, nicht aber Ihre Kraft. Ein Training auf Stufe 5 hingegen ist riskant – wenn die Anstrengung zu groß ist, können Sie die richtige Haltung nicht wahren und verletzen sich vielleicht.

Die optimale Herausforderung finden

Da ich in Kapitel 8 einen sehr konservativen Ausgangspunkt vorgegeben habe, wird Ihre Anstrengung in den ersten beiden Trainingseinheiten vermutlich nur bei Stufe 3 oder sogar 2 liegen. Bei diesen ersten Malen sollten Sie sich auf Technik, richtige Atmung und Entspannung konzentrieren und sich in den langsamen Hebe- und Senkrhythmus hineinfinden.

1. Woche:
Bleiben Sie auf der Anfängerstufe, auch wenn sie zu einfach ist. Wenn das erste Training Ihnen zu schwer fiel oder Sie hinterher ein unangenehmes Gefühl in den Muskeln hatten, nehmen Sie Gewichte, die 0,5 kg leichter sind.

2. Woche:
Legen Sie pro Trainingseinheit bei den Arm- und Fußgewichten bis zu 0,5 kg zu, um die Anstrengungsstufe 4 zu erreichen. Bei Muskelbeschwerden fahren

TRAININGSINTENSITÄTSSYSTEM

Trainings-intensitäts-stufe	Beschreibung der Anstrengung
1	Sehr leicht: Zu leicht, um spürbar zu sein, wie das Aufheben eines Bleistifts
2	Leicht: Spürbar, aber nicht ermüdend, wie das Tragen eines Buchs
3	Mäßig: Nur auf Dauer ermüdend, wie das Tragen einer vollen Handtasche, die im Laufe des Tages immer schwerer wirkt.
4	Schwer: Schon anfangs mehr als mäßig anstrengend, beim sechsten oder siebten Rep schwer. Acht Reps schaffen Sie gut, müssen danach aber pausieren.
5	Sehr schwer: Erfordert Ihre ganze Kraft, wie das Anheben eines schweren Möbelstücks, das Sie – wenn überhaupt – nur einmal kurz anheben können.

Sie mit denselben oder geringeren Gewichten fort. Auf keinen Fall sollten Sie erhöhen.

3. Woche:
Am Ende der dritten Woche sollte Anstrengungsstufe 4 erreicht sein.

Bei einigen Übungen erreichen Sie Stufe 4 früher. Wenn eine der Armübungen keine Herausforderung für Sie darstellt, nehmen Sie für diese Lifts eine schwerere Hantel, auch wenn Sie bei anderen Übungen noch nicht so weit sind. Für den Armcurl benötigen Sie wahrscheinlich eine schwerere Hantel als für die Überkopf-Trizepsübung.

Je nachdem, welche Art von Fußgewichten Sie benutzen, können Sie diese für die Beinübungen ebenfalls anpassen. Tun Sie dies jedoch nur, wenn Sie die Manschetten dazu nicht abnehmen müssen. Sonst ist es einfacher, alle Beinübungen mit denselben Gewichten zu machen. Wählen Sie in diesem Fall das Gewicht, das für den Beincurl richtig ist, da es wahrscheinlich auch für das Hüftstrecken paßt. Wenn es für das seitliche Beinheben zu schwer ist, führen Sie die Bewegung mit verkürzten Bewegungen aus: Statt 15–20 cm heben Sie das Bein nur 8–13 cm, so daß die Beine so zueinander stehen wie die Zeiger einer Uhr um 6:25 Uhr. Der Beinspreizermuskel profitiert auch dann von der Übung, wenn das Bein nur leicht seitlich gehoben wird.

Auf Ziele hinarbeiten

In den ersten drei Monaten können Sie bedeutende Fortschritte erwarten – das ist die Phase, in der sich der Körper am schnellsten verändert. Am Ende des ersten Monats heben Sie bereits schwerere Gewichte. Im zweiten Monat spüren Sie Ihre Fortschritte auch im Alltag. Vielleicht beobachten Sie, daß Sie Treppen wieder hinauflaufen oder nach einem hektischen Tag nicht mehr völlig erschossen im Fernsehsessel landen.

Versuchen Sie nach der Anfängsphase die Gewichte für jede Übung wöchentlich zu erhöhen. Das soll keineswegs heißen, daß Sie übertreiben und auf Stufe 5 trainieren sollten. Doch Sie machen mehr Fortschritte, wenn Sie an der Obergrenze von Stufe 4 trainieren, statt die Gewichte erst dann zu erhöhen, wenn die Anstrengung auf Stufe 3 abgesunken ist.

Wöchentliche Steigerungen sind nicht immer möglich. Sie werden bald feststellen, daß Sie bei einigen Übungen schneller vorankommen als bei anderen. Wenn Sie 2,5-, 4- und 5-kg-Hanteln kaufen – wie ich vorschlage, um die Kosten gering zu halten –, erhöhen Sie die Gewichte zwar abrupter, aber auch seltener. Als Zwischenschritt können Sie zunächst nur das zweite Set mit den nächsthöheren Gewichten trainieren. Versuchen Sie dann beim nächsten Mal, beide Sets mit den schwereren Gewichten zu schaffen.

Ich habe schon viele Menschen während dieses Programms beobachtet, und doch bin ich immer wieder von den unterschiedlichen Fortschritten der einzelnen überrascht. Manche kommen schnell voran, andere langsamer. Auch machen sie oft an unterschiedlichen Stellen Fortschritte. Eine Frau wird in den Armen schnell kräftiger, eine andere in den Beinen. Doch es gibt bestimmte, wiederkehrende Muster: Die meisten Frauen empfinden den Armcurl und das Rudern im Stehen leichter als die Überkopf-Trizepsübung. Das liegt daran, daß der Trizeps ein viel kleinerer Muskel ist, der im Alltag wenig gebraucht wird. Auch der Beincurl und das Hüftstrecken fallen den meisten leichter als das seitliche Beinheben.

Die folgende Tabelle zeigt die Kraftziele je nach Alter und Übung. Wenn Sie auf dem genannten Niveau trainieren, ziehen Sie die meisten Vorteile für Ihre Gesundheit aus dem Programm – vorausgesetzt, Sie trainieren regelmäßig. Die meisten Frauen erreichen die Ziele mit diesem Programm nach sechs bis neun Monaten oder kommen ihnen zumindest sehr nahe.

Diese Ziele sind keineswegs die Obergrenze dessen, was Sie erreichen könnten, wenn Sie weitermachen. Wie ich bereits in Kapitel 2 erwähnte, beobachten Forscher bei Probanden auch nach zwei Jahren noch Fortschritte, wenn auch in sehr viel langsamerem Tempo.

Wieviel weiter sollten Sie gehen? Das liegt ganz bei Ihnen. Nach sechs Monaten Krafttraining stellen sich neue Erfolge nur noch viel langsamer ein. Ich bin der Meinung, es ist besser, dieses gesunde Niveau zu halten als sich noch weiter voranzukämpfen – und zu riskieren, daß man den Mut verliert oder anfängt, sich zu langweilen. Man kann noch mehr vom Krafttrainig profitieren, wenn man weitere Übungen hinzufügt, z.B. für Rücken und Unterleib. In Kapitel 11 finden Sie hierzu einige Vorschläge.

KRAFTTRAININGSZIELE (KG UND STUFEN)

Übung	30 bis 49 Jahre alt	50 bis 69 Jahre alt	70 Jahre und älter
Beincurl	7,5 bis 10	6 bis 9	5 bis 6
Seitliches Beinheben	6 bis 9	5 bis 7	4 bis 6
Hüftstrecken	7,5 bis 10	6 bis 9	5 bis 7,5
Armcurl	6 bis 8	5 bis 6	4 bis 5
Überkopf-Trizepsübung	5 bis 6	4 bis 5	3 bis 4
Stehend rudern	6 bis 8	5 bis 6	4 bis 5
Zehenstand	Stufe 4	Stufe 4	Stufe 3
Fersenstand	Stufe 2	Stufe 2	Stufe 2

KAPITEL

10

Durchhalten

Hometrainer zu verkaufen. Neuwertig.

Laufband, kaum gebraucht, Preis n. V.

Ich bin immer deprimiert, wenn ich solche Angebote in den Kleinanzeigen lese. Die Anbieterin tut mir leid. Noch vor kurzem war sie ganz enthusiastisch und wollte in Form kommen. Sie kaufte Geräte und freute sich sicher auf großartige Ergebnisse. Doch einige Wochen oder Monate später war die Begeisterung verpufft. Wahrscheinlich hatte sie das falsche Gerät gekauft oder wußte es nicht richtig einzusetzen. Das Training wurde langweilig und zur lästigen Pflicht, also gab sie es auf. Das Gerät nahm Platz weg, staubte ein – und sein Anblick verursachte ihr ein schlechtes Gewissen. Kein Wunder, daß sie es aus dem Haus haben wollte.

Der schwerste Teil eines jeden Trainingsprogramms ist das Durchhalten. Und nur darum geht es in diesem Kapitel.

Wie Sie Ihre Entschlossenheit nutzen

Ich bin stolz darauf, daß alle Teilnehmerinnen meiner *JAMA*-Studie bis zum Ende dabei blieben. Nur eine Frau mußte wegen eines gesundheitlichen Problems abbrechen. Alle anderen kamen gewissenhaft zweimal die Woche, ein ganzes Jahr lang. Zwar ließen sie das Training ab und zu ausfallen – aber höchstens einmal pro Monat. Das ist eine der besten Quoten, die je bei einer so langfristigen Studie erreicht wurde.

Natürlich kann ich Ihnen nicht die individuelle Betreuung bieten, die diese Frauen erhielten. Doch sie war nur eine Erklärung für ihre Ausdauer. Was mit ihrem Körper geschah, gefiel ihnen so sehr, daß sie nicht aufhören wollten. Flora aus der Krafttrainingsgruppe sagt:

Bevor man ein solches Training aufnimmt, hat man gar keine Ahnung, wie gut man sich fühlen kann. Noch immer trainiere ich zweimal pro Woche. Alles andere wäre Dummheit.

Ich wollte, ich brauchte bloß einmal den Zauberstab schwingen, damit Sie so enthusiastisch bleiben, wie Sie es jetzt sind. Doch leider gibt es keine Zauberei. Nur Ihr eigener Wille hält Sie bei der Stange, bis das Programm zur Gewohnheit geworden ist. Doch ich kann Ihnen erprobte Strategien anbieten. Nutzen Sie sie – sie wirken tatsächlich.

Nehmen Sie sich vor, mindestens vier Wochen lang durchzuhalten

Was ist so besonderes an vier Wochen? Zwei Dinge:

- Etwa so lange dauert es, um sich in das Programm hineinzufinden. Sie müssen sich mit den Utensilien vertraut machen, die Übungen lernen, die richtige Intensitätsstufe erreichen und ein eigenes Programm entwerfen.
- Nach etwa vier Wochen sehen Sie die ersten Ergebnisse. Erinnern Sie sich noch an Jayne aus Kapitel 5 und an ihre Anfangsprobleme? Nach etwa einem Monat Training erlebte sie folgende Überraschung:

Zufällig strich ich mir hinten über den Oberschenkel und ertastete einen harten, ovalen Knoten. Mein Herz begann zu rasen. Ich tastete dieselbe Stelle am anderen Bein ab und fand auch dort einen solchen Knoten. Ich brauchte mehrere Minuten, bis mir klar wurde, daß diese Knoten Muskeln waren.

Nach vier Wochen ist man kein Anfänger mehr. Doch erst nach acht Wochen (oder mehr) wird das Training zur Gewohnheit – ein Teil Ihres Lebens, den Sie sogar genießen werden.

Buch führen

Viele Studien haben gezeigt, daß ein Fitnessprogramm viel mehr Erfolg bringt, wenn man über seine Fortschritte Buch führt. Daher finden Sie in Kapitel 14 Tabellen, die Sie durch die ersten zwölf Wochen begleiten und zur weiteren Motivation beitragen.

Diese Buchführung hilft zweifach:

- **Motivation:** Die Übungen verbessern Kraft und Gesundheit, doch nicht über Nacht, sondern kontinuierlich. Anhand Ihrer Notizen überblicken Sie die Fortschritte der letzten Wochen und Monate – und erhalten Ansporn, noch mehr zu schaffen.
- **Effizienz:** Das Training läuft schneller und reibungsloser ab, wenn man Buch führt. Charlotte, die dabei half, die Übungen in diesem Buch zu testen, sagt hierzu:

Wenn ich nicht aufschreiben würde, welche Gewichte ich gerade hebe, würde ich einmal mit 5, das nächste Mal nur mit 1 kg arbeiten. Daher ist die Buchführung für mich so wichtig. Ich habe mir sogar angewöhnt, alles sofort im Anschluß an die einzelnen Übungen zu notieren, nicht erst nach dem Training. Ich habe schon eine ordentliche Reihe von Daten.

Nehmen Sie sich also die Zeit – die wenigen Sekunden –, um die Tabellen in Kapitel 14 auszufüllen. Dies ist der wahrscheinlich wichtigste Schritt, den Sie machen können, um Ihren Erfolg sicherzustellen.

Das Training genießen

Die meisten Frauen genießen das Gefühl, Gewichte zu heben. Ursula gehört dazu:

Ich mag das Dehnen durch die Gewichte. Das tue ich für mich ganz allein. Ich lege Musik auf und bewege mich langsam und rhythmisch. Es hat etwas Besinnliches. Hinterher fühle ich mich sehr erfrischt.

Vielleicht finden Sie die Übungen im ersten Monat noch spannend und werden dann ungeduldig, wenn der Reiz der Neuheit nachläßt. Brechen Sie nicht ab! Es gibt viele Wege, das Training zu genießen:

Einen Trainingsstil finden, der motiviert

Sarah und Ursula gehörten zu der Gruppe, die sich wöchentlich traf, um die Übungen auszuprobieren. Jede hatte dabei ihren eigenen Trainingsstil, um auch das Trainingsziel nicht aus den Augen zu verlieren.

Sarah wollte Erfolge sehen:

In den ersten zwei Monaten kam ich mit Armcurl und Stehend rudern schnell voran, aber bei der Überkopf-Trizepsübung kam ich nicht über 2,5 kg hinaus. Das entmutigte mich sehr. Meine nächstschwerere Hantel wog 4 kg, doch eines Tages reichte es mir. Und stellen Sie sich vor: Ich habe es geschafft! Das gab mir solchen Auftrieb, daß ich mir fortan mehr abverlangte.

Ursula ging es anders an:

Es gibt so viele Dinge, die ich schaffen muß, daß ich mir hiermit nicht auch noch Stress machen wollte. Ich komme langsamer als alle anderen voran. Doch statt am Ende eines Sets zu denken: „Ein Glück, gleich habe ich's geschafft", genieße ich es richtig.

Ich finde, sie liegen beide richtig! Es ist wichtig, das Programm so anzugehen, daß es Ihnen Spaß macht und Sie dabeibleiben. Solange Sie Fortschritte machen, wie langsam auch immer, spüren Sie auch, daß Ihnen die Übungen generell guttun.

Angenehme Ablenkung schaffen

Maxine, ebenfalls Teilnehmerin der Testgruppe, trainiert am liebsten vor dem Fernsehgerät:

Ich schaue mir relativ langweilige Dinge an. An Samstagnachmittagen kommen reihenweise Kochsendungen. Da brauche ich nicht zuhören, sondern schaue nur zu, was sie da machen.

Einige Frauen geben lachend zu, daß das Krafttraining ein Vorwand ist, Fernseh-„Schrott" anzuschauen, den sie heimlich gerne sehen. Andere legen dazu Musik oder Hörbücher auf.

Mit einer Freundin trainieren oder eine Gruppe bilden

Eine Trainingspartnerin ist nach einem persönlichen Trainer die zweitbeste Lösung. So schaffen Sie sich einen regelmäßigen Trainingsplan und die Verpflichtung gegenüber einer anderen Person. Sie können sich gegenseitig in der Ausführung der Übungen korrigieren – besonders am Anfang ist das wichtig. Und natürlich macht das Training mehr Spaß. Wenn die eine einmal einen „Durchhänger" hat, kann die andere sie anspornen. Töchter und Mütter geben in der Regel ein hervorragendes Gespann ab.

An der Tufts University trainieren die Kollegen meistens vor der Arbeit oder in der Mittagspause miteinander. Jayne betont, daß Krafttraining ideal für Gruppen ist:

Ich trainiere einmal pro Woche mit meinen Freundinnen, und es ist toll. Vier von uns kommen regelmäßig, ein weiteres halbes Dutzend kreuzt hin und wieder einmal auf. Man kann sich gut dabei unterhalten – wir sitzen oder stehen an einer Stelle und kommen nicht außer Atem. Aerobic könnten wir niemals zusammen machen, weil wir unterschiedlich fit sind. Doch wir alle machen 1–2–3–Auf und 1–2–3–Ab. Und weil es ja nichts ausmacht, wenn eine von uns 1 kg hebt und eine andere 6, kann jederzeit eine Neue zur Gruppe dazustoßen oder jemand, der aufgehört hat, wieder einsteigen.

Übungen austauschen

Eine weitere Methode, das Training – besonders nach einigen Monaten – angenehmer zu gestalten, sind einige Änderungen in der Übungsfolge. (Siehe die Vorschläge in Kapitel 11.) Für Jayne hat sich dadurch einiges geändert:

Die Überkopf-Trizepsübung habe ich nicht besonders gemocht. Ich habe sie sogar gefürchtet. Welche Erleichterung, zum Überkopf-Stemmen überzugehen!

Terminplan umstellen

Anfangs ließ Jayne oft das zweite Training in der Woche aus – wenn sie ohne die Gruppe trainierte. Nach einigen Experimenten fand sie eine Lösung, die es ihr leichter machte:

Ich teile mir das Training auf. Den Zehen- und Fersenstand mache ich donnerstags vor dem Frühstück, während ich mir ein Brötchen aufbacke. Am Abend kommt während der Fernsehnachrichten das Überkopf-Stemmen an die Reihe. Diese Übung fällt mir am schwersten, aber das ist nicht so schlimm, wenn ich sie separat mache. Samstagmorgen, wenn ich trainiere, sind dann nur noch fünf Übungen übrig.

Manche trainieren lieber kürzer und dafür öfter. Das ist vollkommen in Ordnung. Doch vielleicht ist es am wenigsten aufwendig, gleich alle Beinübungen zu machen, wenn man schon einmal die Manschetten angelegt hat.

Sich wohl fühlen

Schmerzen und Verletzungen sind ein Grund, sofort aufzuhören. Zum Glück stellen sich solche Probleme beim Krafttraining nur selten ein. Folgendes sollten Sie wissen, um Beschwerden vorzubeugen:

Dem Muskelschmerz zuvorkommen

Ihr Körper ist nicht gewohnt, schwere Gewichte zu heben. Außerdem trainieren Sie bei diesem Programm die Muskeln mit Bewegungen, an die er nicht gewöhnt ist. Daher ist es kein Wunder, wenn Sie in den ersten Wochen oder nach einer längeren Pause leichte Schmerzen verspüren. (Manchen passiert dies auch, weil sie zu sehr in Fahrt geraten und sich überfordern.)

In der ersten Woche kann es vorkommen, daß das Training noch gut geht, man aber am nächsten Tag Beschwerden bekommt. Dies ist der verzögerte Muskelschmerz, den ich in Kapitel 2 erwähnte. Er wird durch exzentrische Muskelkontraktionen hervorgerufen – vom Senken der Gewichte. Es können einzelne Muskeln schmerzen; manchmal hat man aber auch generell Gliederschmerzen wie bei einer nahenden Grippe.

Unabhängig von der Ursache ist Muskelkater meist nicht schlimm und nach zwei Tagen wieder verschwunden. Schmerztabletten sind nicht zu empfehlen – nicht einmal Aspirin oder andere frei verkäufliche Mittel wie Ibuprofen. Sie stören den natürlichen Erneuerungsprozeß des Körpers, der auch für den Muskelaufbau sorgt. Probieren Sie eher folgendes:

- Dehnen Sie die Muskeln leicht, indem Sie die Übungen sehr langsam, gleichmäßig und ohne Gewichte machen.
- Entspannen Sie sich in einem heißen Bad.
- Massieren Sie den Muskel (wenn Sie ihn erreichen), oder gönnen Sie sich sogar eine professionelle Massage.

Zwischen „gutem" und „bösem" Schmerz unterscheiden lernen

Häufig verspürt man nach den ersten Trainingsstunden Schmerzen. Dann sollte man sie verstehen können. Schmerz kann in verschiedenen Formen auftreten und unterschiedliche Bedeutungen haben.

	„GUTER" SCHMERZ	„BÖSER" SCHMERZ
Gefühl	stumpfer Schmerz	stechender Schmerz
Stelle	im Muskel	im oder am Gelenk
Nach dem Training	in kurzer Zeit verschwunden	schmerzt weiterhin
Beim nächstenmal	dieselbe Anstrengung ist weniger schmerzhaft	keine Besserung oder schlechter
Das bedeutet...	normale Ermüdungserscheinung	Muskel- oder Gelenkproblem

„Guter" Schmerz ist kein eigentlicher Schmerz, sondern eine Ermüdungserscheinung. Bei einem intensiven Training wie diesem sollten die Muskeln nach acht Reps müde sein. Was man spürt, ist die Verbrennung von Laktose – die normale Reaktion des Muskels auf harte Arbeit. Dieses Brennen sollte in Minutenfrist wieder aufhören, wenn der Körper die Laktose umgewandelt hat. So beschreibt Sarah dieses Gefühl:

In der zweiten Hälfte des zweiten Sets schmerzen meine Muskeln zunehmend. Beim Armcurl z.B. schmerzt mein Arm wie damals in der Schulzeit, wenn ich den ganzen Tag schwere Bücher mit mir herumtrug. Wenn ich – endlich! – fertig bin, weicht dieser Schmerz fast sofort einem glühendwarmen Gefühl im Muskel. Das ist sehr angenehm.

Die Übungen sollten niemals stechende Schmerzen hervorrufen – das wäre ein „böser" Schmerz und ein Signal, sofort aufzuhören. Stechende Schmerzen müssen nicht bedeuten, daß man sich beim Gewichtheben verletzt hat; meist meldet sich dann nur ein bereits existierendes Gelenkleiden, weil man das Gelenk gefordert hat, statt es wie sonst zu schonen.

Wie kann man beim Krafttraining „gute" Schmerzen von „bösen" unterscheiden? Einige Merkmale zur Unterscheidung:

So sollten Sie mit „bösem" Schmerz umgehen:

- Brechen Sie die Übung ab. Wahrscheinlich geht der Schmerz von allein weg. Legen Sie sonst das Gelenk hoch und kühlen es. Bei schweren, andauernden Schmerzen suchen Sie einen Arzt auf.
- Versuchen Sie es beim nächstenmal erneut, aber vorsichtig, mit weniger Gewicht und kleineren Bewegungen. Wenn es so bei zwei Trainingseinheiten gut geht, steigern Sie Gewichte und Bewegungen allmählich.
- Nehmen Sie nur dann Schmerzmittel, wenn der Arzt dazu rät. Sie dämpfen den Schmerz – eine Warnung Ihres Körpers – und verleiten Sie womöglich dazu, weiterzutrainieren, obwohl Sie es nicht sollten.
- Wenn der Schmerz nach zwei oder mehr Trainingseinheiten nicht verschwindet, gehen Sie zum Arzt.

Hilfe! Ich verliere den Anschluß!

Oft steigen Frauen voller Enthusiasmus in ein Programm ein – und stellen dann fest, daß sie es nicht so durchziehen wie geplant. Sie fühlen sich schuldig und beschließen, härter zu trainieren. Doch es nützt nichts. Und langsam gehen all ihre guten Vorsätze unter.

Wenn Ihnen das passiert, verzweifeln Sie nicht: Es ist nie zu spät, um wieder einen neuen Anfang zu machen.

„Ich habe nie richtig angefangen"

Geben Sie nicht auf! Setzen Sie sich leichtere, kurzfristigere Ziele, um zu Erfolgserlebnissen zu kommen. Statt zweimal pro Woche zu trainieren, tun Sie es die nächsten drei Wochen nur einmal. Das ergibt nur drei Trainingseinheiten, was wenig scheint.

Doch wenn man ein Ziel erreicht, ändert das schon viel. Wenn eine Trainingseinheit pro Woche zur Routine geworden ist, denken Sie darüber nach, ob Sie eine zweite hinzufügen. Wenn Sie nicht mehr schaffen, bleiben Sie bei einem Mal pro Woche. Auch davon profitieren Sie, wenn sich die Erfolge auch langsamer einstellen.

„Zweimal pro Woche ist einfach zuviel für mich"

Manche Frauen planen ihr Training nie, kommen aber gut damit zurecht. Wenn es auch nie zur selben Zeit stattfindet, finden sie doch zweimal pro Woche 40 freie Minuten und heben ihre Gewichte.

Wenn Spontaneität nach Ihrem Geschmack ist, in Ordnung. Doch viele von uns brauchen die Regelmäßigkeit. Wenn Sie feststellen, daß Sie fast jede Woche die zweite Trainingseinheit ausfallen lassen, nehmen Sie das zum Anlaß, mit sich selbst feste Termine für das Training auszumachen.

Wenn Sie das Gefühl haben, keine Minute Zeit zu haben, blättern Sie einfach zurück zu Kapitel 5 mit den praktischen Tips für vielbeschäftigte Frauen, und Sie finden dort dir richtigen Tips.

„Ich verreise – was soll ich tun?"

Selbst wenn Sie Ihre Gewichte nicht mitnehmen, gibt es Wege, das Training fortzuführen. Einige Möglichkeiten:

- Steigen Sie in einem Hotel mit Fitness-Center ab.
- Machen Sie Kraftübungen, bei denen Sie nur mit Ihrem Körpergewicht arbeiten (siehe S. 180).
- Seien Sie unterwegs so aktiv wie möglich. Bei Privatreisen, auf denen man sein Gepäck selbst trägt, ist das leicht. Suchen Sie auch auf Geschäftsreisen die Bewegung: Gehen Sie möglichst viel zu Fuß, nehmen Sie die Treppe, statt den Aufzug; tragen Sie Ihr Gepäck selbst.
- Vor allem: Nehmen Sie Ihr Training sofort nach Ihrer Rückkehr wieder auf. Es ist leicht, sich noch ein paar Tage frei zu nehmen – und sie zu Wochen und Monaten werden zu lassen. Sorgen Sie sich nicht, wenn Sie nachgelassen haben – das holen Sie schnell wieder auf.

Auf Erfolgskurs bleiben

Mit diesem Programm nehmen Ihre Kräfte in zwölf Wochen enorm zu. Normalerweise flacht diese Kurve innerhalb der nächsten sechs Monate wieder ab. Bis dahin heben Sie wahrscheinlich bereits die Gewichte, die ich in Kapitel 9 als Ziel vorgeschlagen habe. Wenn Sie auf diesem Niveau weitertrainieren, erhalten Sie das Erreichte.

Sie können zwar eine weitere Steigerung vornehmen, doch Ihre Gesundheit gewinnt dadurch nicht zusätzlich. Ich halte es für viel besser, das Training auf dem Zielniveau zu genießen, als sich zuviel abzuverlangen und das Training als lästige Pflicht zu absolvieren.

Mit „Durststrecken" umgehen

Nun ist das Trainingsprogramm zum festen Bestandteil Ihres Lebens geworden, etwas, das Sie automatisch tun. Vielleicht merken Sie sogar, wie Ihr Körper nach dem Training hungert, wenn Sie es einige Male haben ausfallen lassen.

Doch kein Mensch ist vollkommen. Es ist unrealistisch, von sich zu erwarten, daß man 52 Wochen im Jahr zweimal trainiert. Unterbrechungen gehören zum Leben. Vielleicht heiraten Sie, bekommen ein Kind, ziehen um, wechseln den Arbeitsplatz, fangen eine Ausbildung an oder werden krank. In Umbruchsphasen schiebt man alle nebensächlichen Dinge gerne zur Seite – und das ist verständlich. Nehmen Sie sich Zeit für solche Ereignisse, auch wenn das Krafttraining dabei etwas zu kurz kommt.

Bekommen Sie in turbulenten Phasen bitte keine Panik oder Schuldgefühle. Doch setzen Sie sich ein Zeitlimit und nehmen Sie das Training wieder auf, sobald es geht. Dann holen Sie das Verlorene schnell wieder auf.

Bedenken Sie, welche Hilfe das Training sein kann, wenn es in Ihrem Leben drunter und drüber geht. Eine Teilnehmerin meiner Studie, die sich um einen schweren Krankheitsfall in ihrer Familie zu kümmern hatte, sagte:

Mit dem Krafttraining baue ich Stress ab. Alle Sorgen bleiben draußen, wenn ich in den Kraftraum komme. Hinterher fühle ich mich entschieden besser und sehe die Dinge wieder positiv.

Wenn Sie die Routine nicht gleich wiederfinden, lesen Sie noch einmal Kapitel 5 – alle Tips für den Anfang helfen auch beim Neubeginn.

Weiterkommen

Mit Krafttraining tun Sie sich viel Gutes, aber Herz und Lungen werden so nicht trainiert. Für dieses wichtige Teil im Fitnesspuzzle brauchen Sie zusätzlich aerobe Sportarten.

Mit aerobem Training lebt man besser und länger und erzielt rasch deutliche Erfolge. Wenn man den Gesundheitszustand sehr inaktiver Menschen – ihre Herzkreislauf-Fitness, ihre Anfälligkeit für Krankheiten wie Diabetes und ihre Lebenserwartung – mit dem von Profisportlern vergleicht, ist der Unterschied sehr groß. Kein Wunder. Viel interessanter ist aber die Grauzone zwischen diesen beiden Extremen. Die Fitnesskurve verläuft nicht linear; der größte Sprung findet ganz am Anfang statt, wenn ein Faulpelz endlich den Fernseher ausschaltet und vom Sofa aufsteht. In anderen Worten: Je unsportlicher Sie jetzt sind, desto mehr profitieren Sie davon, wenn Sie auch nur etwas mehr aeroben Sport treiben.

Diesbezügliche Forschungsergebnisse sind so eindeutig, daß die Gesundheitsbehörde der Vereinigten Staaten kürzlich verlauten ließ, daß gemäßigter Sport ebenso wichtig für die Gesundheit ist wie richtige Ernährung, Sicherheitsgurte und Nichtrauchen. 30 Minuten am Tag reichen aus.

Vielleicht beherzigen Sie dies ja bereits. Wenn nicht – und leider ist dies bei den meisten Frauen der Fall –, dann sollten Sie diese Richtschnur zu Ihrem persönlichen Ziel machen. Wenn mir eine Frau sagt, daß ihr dazu die Zeit fehlt, frage ich sie: „Wollen Sie sich mit fünfzig, sechzig oder siebzig Jahren über Diabetes Gedanken machen? Oder wollen Sie lieber mit einem Herzleiden und Knochenbrüchen im Krankenhaus liegen?"

Ganz gleich, wie beschäftigt Sie sind – 30 Minuten finden sich immer. Sie brauchen nicht an einem Stück zu trainieren – drei Zehn-Minuten-Blöcke tun es auch. „Gemäßigter Sport" bedeutet nicht, daß man im Sportdress in der Turnhalle trainieren muß. Es ist vielmehr jede Bewegungsart gemeint, die den Puls beschleunigt und die Körpertemperatur anhebt. Wer morgens zehn Minuten zur Bushaltestelle läuft, nachmittags zehn Minuten lang mit den Kindern im Hof tobt und abends zehn Minuten lang staubsaugt, hat es bereits geschafft!

Es ist traurig, aber wahr: Je unsportlicher man ist, desto weniger Spaß macht der Sport. Wer möchte schon gerne zehn Minuten spazierengehen, wenn die Beine schmerzen und man nach fünf Minuten außer Atem ist?

Hierbei hilft das Krafttraining. Wenn Sie stärker werden, können Sie den Teufelskreis durchbrechen, in dem Passivität zu Schwäche führt, wodurch Ihnen Bewegungen schwerer fallen und Sie noch passiver werden. Indem Sie Ihre Muskeln kräftigen, versetzen Sie sich in die Lage, immer mehr zu tun – und ich hoffe, Sie werden das nutzen.

MEINE PERSÖNLICHEN TRICKS, UM AKTIV ZU BLEIBEN

Obwohl ich regelmäßig trainiere, achte ich darauf, mir zusätzliche Bewegung zu verschaffen. Das mache ich so:

- **Zu Fuß gehen**
  Mehrmals in der Woche fahre ich mit dem Zug ins Zentrum von Boston, knapp zwei Kilometer von meinem Büro entfernt. Von da aus kann ich mit der U-Bahn weiterfahren – oder laufen. Dafür brauche ich 22 Minuten. Mit der U-Bahn brauche ich etwa 15 Minuten. Also „kostet" es mich nur sieben Minuten, wenn ich laufe.
  Am Wochenende gehe ich möglichst oft spazieren oder fahre Fahrrad. Bei Familienausflügen geht oder radelt mein Mann voraus, und ich fahre die Kinder im Auto hinterher; auf dem Rückweg wechseln wir. So verschaffen wir uns beide etwas Bewegung, ohne daß einer zu kurz kommt.

- **Treppen statt Aufzug**
  Mein Büro liegt im 14. Stock. Mehrmals pro Woche nehme ich die Treppe nach oben. Das dauert fünf Minuten. Viele Leute sind erstaunt, wenn ich das erzähle – doch wenn ich fünf Minuten auf einem Stepper trainierte, fänden sie das ganz normal.

- **Beim Telefonieren Gymnastik machen**
  Bei langen geschäftlichen Telefonaten ziehe ich die 5-kg-Hantel hervor, die ich für diese Zwecke unter dem Schreibtisch aufbewahre. Während ich telefoniere, trainiere ich meinen Bizeps und Trizeps, oder ich mache den Zehen- und Fersenstand.

- **Körperlich fordernde Freizeitaktivitäten**
  Am meisten Spaß machen mir in meiner Freizeit Langlauf, Wandern und Schwimmen.

WEITERE INFORMATIONEN ZUM THEMA FITNESS

Ihr Fitness-Training sollte Spaß machen, Ihr Wohlbefinden steigern – körperlich und seelisch. Sie sollten sich keine extremen Ziele setzen, gar die Leistungsmaßstäbe aus dem Beruf auf Ihr Training übertragen. Verbissene Aktivität bis zur totalen Erschöpfung bringt nichts, ist sogar schädlich.

Folgende Bücher können Ihnen generell helfen, die nötige Fitness schonend zu erwerben und sie anschließend auf einem gewissen Niveau zu halten:

Berg, A./Pabst, F.: *Rund um die Gesundheit,*
Frankfurt a. M. 1998

Hoffmann, A./Markus, M./Scharnagl, H.: *50 + topfit,*
Weil der Stadt 1996

Letzelter, H. & M./Steinmann, W.: *Optimales Heimtraining
mit Fitnessgeräten,* Oberhaching 1985

Sauer, M.: *Das neue Fitness-Buch,* Köln 1991

Sauer, M./Schuhn, J.: *bodyfeeling. Toll in Form,* Köln 1997

Stiftung Warentest (Hrsg.): *Der neue Weg zur Fitness,* Berlin 1995

IV

Fit sein
ein Leben lang

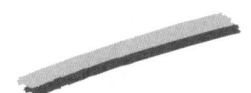

KAPITEL

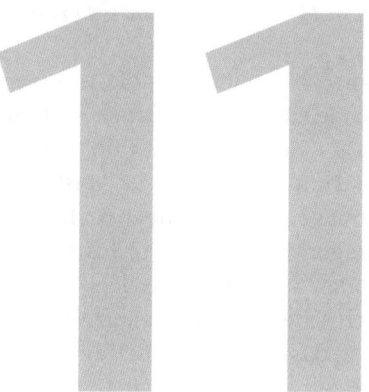

11

Noch mehr Kraftübungen

Wenn Ihre Arme und Bein kräftiger werden, hoffe ich, daß Sie über die acht Übungen im „Starke-Frauen-bleiben-jung"-Programm hinausgehen. In Kapitel 10 habe ich einige Vorschläge gemacht, wie man aktiver werden kann. Hier nun finden Sie weitere sechs Kraftübungen – vier zur Ergänzung Ihres Programms und zwei Alternativen zu den acht Grundübungen.

Folgendes können Sie mit den neuen Übungen erreichen:

Rücken und Unterleib kräftigen

Viele Frauen leiden unter Rückenschmerzen. Jill, in deren Familie wie in Kapitel 3 erwähnt mehrere Osteoporosefälle aufgetreten waren und die auch Rückenprobleme hat, berichtet:

Meine Großmutter sprach immer von ihrem „Hexenschuß"; meine Mutter von ihrem ausgerenkten Sakroliakalgelenk; ich habe ständig Kreuzschmerzen. Statt beim Training noch stärker zu werden, verschwanden diese Schmerzen zusehends, je kräftiger mein Unterkörper wurde. Das hätte ich nicht erwartet!

Mit zwei der Zusatzübungen trainiert man die Muskelgruppen in Rücken und Unterleib, die die Wirbelsäule stützen, den Bauch straffen und zu einer aufrechten Haltung verhelfen. Zwar sind der Beincurl und das seitliche Beinheben gut für den Unterleib und das Hüftstrecken für die Muskeln im unteren Rückenbereich. Doch die neuen Übungen schaffen noch mehr.

Diese sehr guten Übungen habe ich nicht ins Grundprogramm aufgenommen, weil sie auf dem Boden ausgeführt werden. Vielen Frauen fällt es schwer, sich hinzulegen – und noch schwerer, wieder aufzustehen! Dieses Problem sollte niemanden davon abhalten, das Programm auszuführen. Wenn es Ihnen anfangs ebenso ging, hoffe ich, daß Sie es sich jetzt zutrauen, da Sie kräftiger sind. (Sonst machen Sie die etwas weniger wirkungsvollen Versionen, für die Sie sich nicht hinlegen müssen.)

Weitere Muskeln kräftigen

Die acht Grundübungen sind für jede Frau wichtig. Doch vielleicht möchten Sie bestimmte Schwachpunkte Ihres Körpers angehen oder andere Muskeln trainieren, die Sie für bestimmte Aktivitäten wie den Beruf oder Ihren Lieblingssport brauchen.

Den Körper formen

Krafttraining wirkt zwar nicht gerade wie eine Schönheitsoperation, doch Sie werden überrascht sein, wieviel es ausrichten kann, wenn Fettpölsterchen verschwinden und die Muskeln straffer werden. Der Bauch wird flacher; ein schlaffer Hängebusen wird fester; die „Flügel" unter den Oberarmen verschwinden.

ACHTUNG

Bei akuten oder früheren Rückenproblemen fragen Sie bitte zunächst Ihren Arzt, bevor Sie mit den Rücken- und Bauchübungen beginnen. Vielleicht rät er Ihnen zu anderen Übungen, die für Sie besser geeignet sind.

ÜBUNG	SO EINSETZEN
Rückenstrecken	Zusätzlich (ohne Ausrüstung)
Bauchcurl	Zusätzlich (ohne Ausrüstung)
Liegestütz	Zusätzlich (ohne Ausrüstung)
Knieheben	Zusätzlich
Überkopf-Stemmen	Statt Überkopf-Trizepsübung (Übung 5 im Grundprogramm)
Schräges Beinheben	Statt seitlichem Beinheben (Übung 2 im Grundprogramm)

Die Übungsfolge erweitern

Alte Übungen gegen neue einzutauschen ist eine hervorragende Methode, um der Langeweile vorzubeugen. Außerdem sind die neuen Bewegungen vielseitig einsetzbar. Bei drei der Übungen in diesem Kapitel arbeiten Sie z.B. mit Ihrem Körpergewicht statt mit zusätzlichen Gewichten. So können Sie Ihr Training auch unterwegs fortführen.

Hier nun eine Zusammenfassung der neuen Übungen – wie sie wirken und wie sie eingesetzt werden.

Rückenstrecken

Zusammen mit der Unterleibsmuskulatur wirken die Rückenstreckmuskeln als Schutzschild für die Wirbelsäule – aufgrund der vielen Gelenke eine der empfindlichsten Stellen des Körpers. Zwischen allen 24 Wirbeln sitzt ein Gelenk! Je stärker Rücken und Bauchmuskeln sind, desto seltener treten Schmerzen oder andere Rückenleiden auf.

Ein gesunder Rücken ist ein Grund, weshalb Sie diese Übung in Ihr Programm aufnehmen sollten. Ein weiterer ist der, daß sie die Körperhaltung verbessert und dabei hilft, den ganzen Tag aufrecht zu stehen. Eine aufrechte Haltung ist mein Tip, wie man in zwei Sekunden schlanker wird. Natürlich nimmt man nicht allein dadurch ab, daß man sich streckt, doch man sieht bis zu 5 kg schlanker aus – und einige Jahre jünger.

Bei dieser Übung wirkt das Körpergewicht als Widerstand. Um den Schwierigkeitsgrad zu steigern, wird die Bewegung immer anspruchsvoller gestaltet. Bei Stufe 1 müssen Sie sich nicht auf den Boden legen. Wenn Bodenübungen Ihnen leichtfallen, beginnen Sie mit Stufe 2.

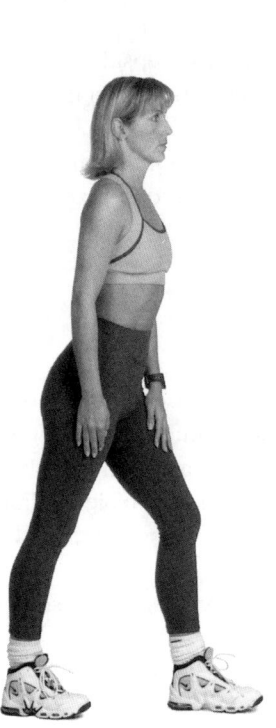
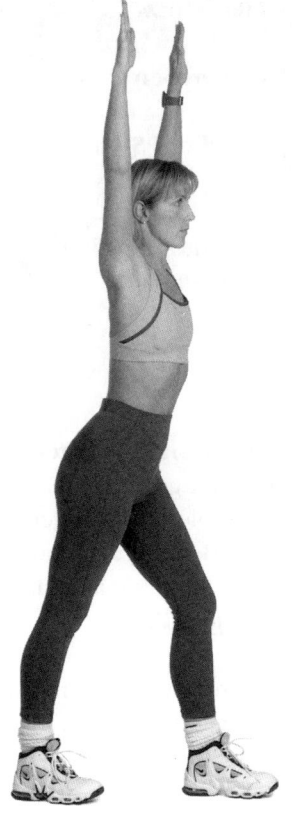

Rückenstrecken – Stufe 1

(im Stehen, ohne Gewichte)

Mit dieser Bewegung dehnen Sie die Muskeln, verbessern Ihre Gelenkigkeit und erweitern Ihren Bewegungsradius, machen aber noch keine Kraftübung.

Ausgangsposition:

Aufrecht stehen, die Füße auf Schulterbreite gespreizt. Den rechten Fuß 30 cm zurückschieben. Die Knie leicht beugen, so daß sich der Rumpf etwa 5–8 cm vorschiebt. Mit weiterhin gestrecktem Rücken das Becken leicht kippen, so daß Sie die Handflächen auf die Mitte der Oberschenkel legen können – das Stück von Kopf bis Taille sollte eine gerade Linie bilden.

- **1–2–3–Auf:** Bei geradem Rücken die gestreckten Arme vor und über den Kopf führen, bis sie hinter dem Kopf leicht gedehnt werden.
- **Stop:** Durchatmen.
- **1–2–3–Ab:** In die Ausgangsposition zurückkehren.
- **Atempause,** dann wiederholen.

Spürbare Anstrengung:

In Schultern und Rücken.

Reps und Sets:

Achtmal mit zurückgesetztem rechtem Fuß ausführen – das ist ein Set. Kurz ausruhen und mit dem anderen Fuß ein weiteres Set absolvieren.

Checkliste:

- Bei der gesamten Dehnübung den Rücken gestreckt lassen.
- Langsam bewegen.
- Nicht den Atem anhalten.
- Auf Verspannungen achten – und entspannen.

Auf Stufe 2 und 3 wird die Rückenstreckübung bäuchlings auf dem Boden mit zwei Kissen unter dem Becken ausgeführt. Aus dieser Position können Sie den Rücken anheben, ohne ihn zu überdehnen. Tragen Sie dabei Fußgewichte – sie helfen, die Füße unten zu halten. Wenn Sie unterwegs sind und keine Gewichte dabei haben, klemmen Sie die Füße unter ein Sofa oder bitten Sie jemanden, sie festzuhalten.

Rückenstrecken – Stufe 2 (mit Fußgewichten)

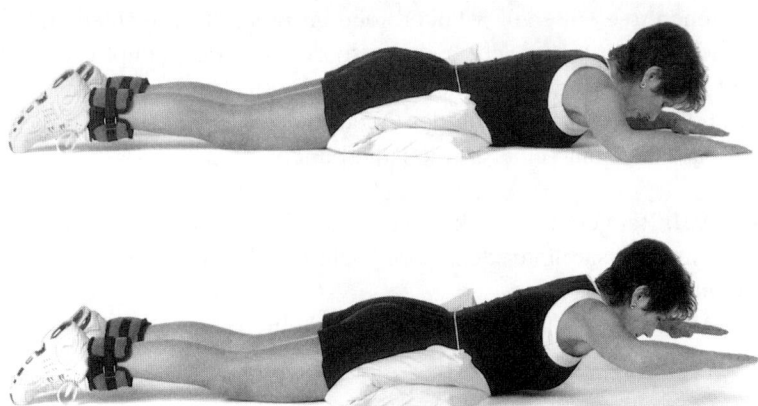

Ausgangsposition:

Mit zwei festen Kissen unter dem Becken bäuchlings auf den Boden legen; die Beckenknochen sollten mitten auf dem oberen Kissen liegen. Die Arme von der Schulter aus gerade zur Seite strecken, die Unterarme anwinkeln. Schultern und Arme bilden so ein breites U; Arme und Hände liegen flach auf.

- **1–2–3–Auf:** Brust, Kopf und Arme wie beschrieben ausgerichtet, die Brust langsam 10–13 cm vom Boden heben.
- **Stop:** Durchatmen.
- **1–2–3–Ab:** Brust, Kopf und Arme langsam wieder in die Ausgangsposition senken.
- **Atempause**, dann wiederholen.

Spürbare Anstrengung:

Im Rücken.

Reps und Sets:

Die Übung insgesamt achtmal machen. Eine oder zwei Minuten ausruhen, dann ein weiteres Set von acht Reps absolvieren. Bei diesen Übungen sollten Sie folgende Tips beachten:

Checkliste:

- Dies ist kein Liegestütz! Nicht mit den Armen vom Boden abstoßen – die Rückenmuskeln müssen den Oberkörper anheben.
- Die richtige Haltung beibehalten. Nur das Becken wird gekippt; Rücken, Kopf und Arme bewegen sich wie eine Einheit.
- Langsam bewegen.
- Nicht den Atem anhalten.
- Auf Verspannungen achten – und entspannen.

Tip:

- Während der Übung zeigt das Gesicht gerade nach unten – dann bewahren Sie die richtige Haltung. Eventuell ein sauberes Handtuch auf den Boden legen.

Da Sie keine Gewichte benutzen, entscheiden Sie anhand des Trainingsintensitätssystems (S. 133), wann Sie zur nächsthöheren Stufe übergehen. Sobald Sie die acht Reps leicht schaffen, wechseln Sie zu Stufe 3 über. Um sich den Übergang zu erleichtern, machen Sie die ersten Male das erste Set auf der 3. Stufe, das zweite Set auf der 2. Stufe.

Rückenstrecken – Stufe 3 (mit Fußgewichten)

Wiederholen Sie alle Schritte wie auf Stufe 2 beschrieben, doch ändern Sie dazu die Ausgangsposition: Strecken Sie beide Arme gerade über dem Kopf aus; die Handflächen zeigen zum Boden. Dadurch wird die Rückenmuskulatur stärker beansprucht.

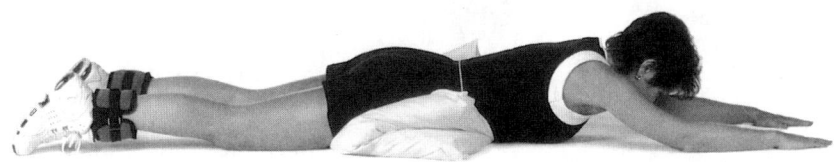

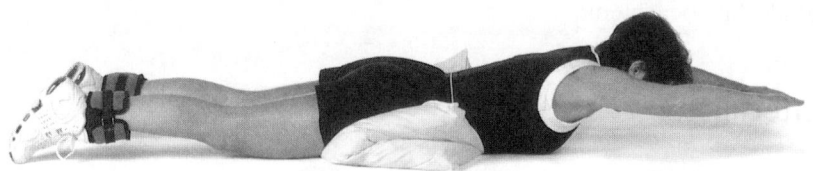

Bauchcurl

Häufig hängt bei schwacher Bauchmuskulatur (gerade Bauch- und Schrägmuskeln) der Bauch heraus. Wenn man diese Muskeln stärkt, ist das, als legte man einen bequemen 24-Stunden-Stützgürtel an. Der Bauch wird schlanker und straffer – und der Rücken kräftiger und widerstandsfähiger. Eine beeindruckende Wirkung für eine Übung, für die man keine Ausrüstung und nur wenige Minuten zweimal pro Woche braucht.

Den Bauchcurl macht man in Rückenlage. Obwohl ich eine Version im Sitzen (Stufe 1) aufgeführt habe, ist es besser, gleich mit Stufe 2 zu beginnen, da man sonst leicht etwas falsch macht.

Wenn Sie diese Übung in Ihr Programm aufnehmen, sollten Sie unbedingt auch die Rückenstreckübung machen. Straffe Bauchmuskeln ziehen nach vorn und müssen für eine aufrechte Haltung durch kräftige Rückenmuskeln ausbalanciert werden.

Bauchcurl – Stufe 1 (im Sitzen)

Diese Übung hat meine Kollegin Dr. Maria Fiatarone entwickelt, die mit gebrechlichen, älteren Menschen arbeitet. Doch Frauen jeden Alters schätzen es, daß sie auf diese Weise eine Übung für den Bauch machen können, während sie bequem auf dem Stuhl sitzen.

Ausgangsposition:

Auf die vordere Kante der Sitzfläche eines Stuhls setzen, den Rücken anlehnen und mit den Händen die Seitenkanten des Stuhls umfassen. Die Beine mit leicht gebeugten Knien nach vorne wegstrecken, so daß nur die Fersen den Boden berühren. Den rechten Fußknöchel über den linken kreuzen.

- **1–2–3–Auf:** Die Bauchmuskeln anspannen, so daß sich die Füße langsam 5–8 cm vom Boden heben. Diese Bewegung sollte von der Bauchmuskulatur ausgehen, nicht von den Hüften.
- **Stop:** Durchatmen.
- **1–2–3–Ab:** Beine langsam in die Ausgangsposition senken.
- **Atempause**, Wiederholung.

Spürbare Anstrengung:

Im Unterleib.

Reps und Sets:

Ein Set mit acht Reps machen. Dann den linken Fuß über den rechten kreuzen und ein weiteres Set mit acht Reps machen.

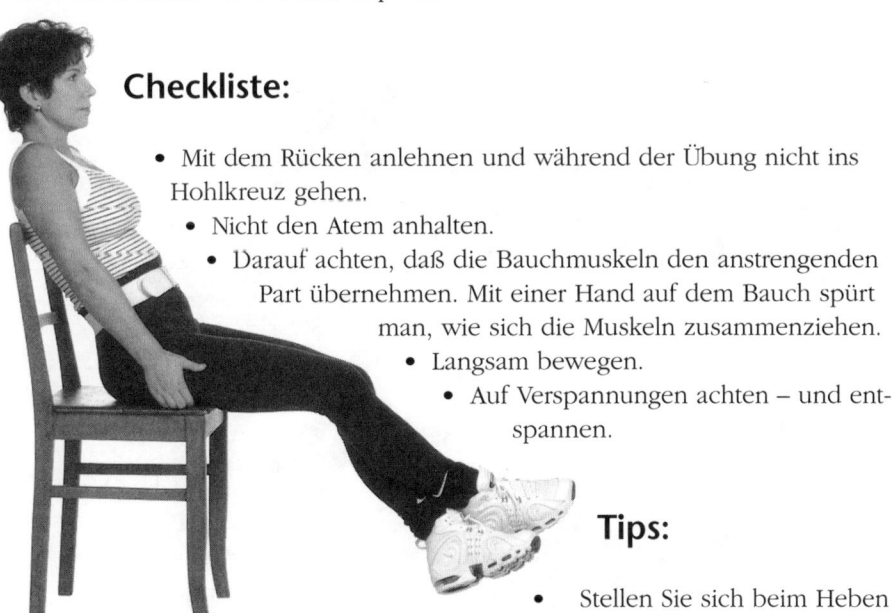

Checkliste:

- Mit dem Rücken anlehnen und während der Übung nicht ins Hohlkreuz gehen.
- Nicht den Atem anhalten.
- Darauf achten, daß die Bauchmuskeln den anstrengenden Part übernehmen. Mit einer Hand auf dem Bauch spürt man, wie sich die Muskeln zusammenziehen.
- Langsam bewegen.
- Auf Verspannungen achten – und entspannen.

Tips:

- Stellen Sie sich beim Heben

der Beine vor, Ihr Bauch sei ein gigantischer Schwamm, der gerade ausge-
preßt wird.
- Dieses eine Mal erinnere ich Sie nicht an eine aufrechte Haltung! Bei dieser
Übung sollten Sie sogar im Stuhl zusammensinken.

Bauchcurl – Stufe 2

Ausgangsposition:

Rücklings auf den Boden legen, die Knie angewinkelt, die Füße aufgestellt. Die
Fersen sind 30–60 cm vom Gesäß entfernt. Die Hände auf die Oberschenkel
legen, Handflächen nach unten.

- **1–2–3–Auf:** Langsam Kopf und Schultern heben; die Hände gleiten dabei
die Schenkel entlang. So weit zu den Knien hin aufrichten, wie es ohne
allzu große Anstrengung geht. Je stärker Sie werden, desto weiter kommen
Sie. Das Kinn ist leicht eingezogen, ohne die Brust zu berühren.
- **Stop:** Durchatmen.
- **1–2–3–Ab:** Langsam in die Ausgangsposition zurückkehren.
- **Atempause**, Wiederholung.

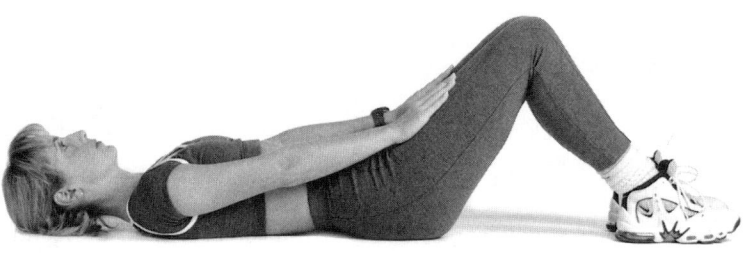

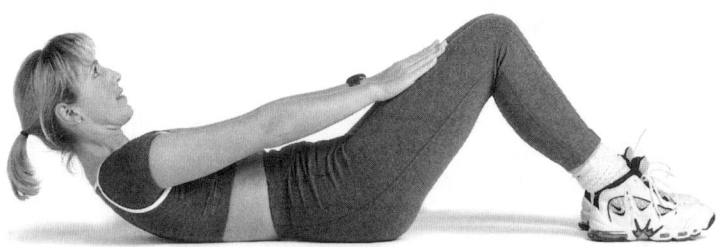

Spürbare Anstrengung:

Im Bauch. Möglicherweise spüren Sie die Anstrengung auch im Hals, wenn Sie unbewußt Hals- und Schultermuskulatur anspannen, um die Bauchmuskulatur zu unterstützen. In diesem Fall entspannen Sie den Hals während der Übung bewußt – die Anstrengung sollte allein von der Unterleibsmuskulatur ausgehen. Zur Unterstützung das Kinn mehr oder weniger einziehen.

Reps und Sets:

So oft wiederholen, bis Sie acht Bauchcurls gemacht haben. Ein oder zwei Minuten ausruhen, dann ein weiteres Achterset absolvieren.

Checkliste:

- Der Kopf darf nicht zu weit zur Brust geneigt sein, wenn er angehoben wird. Eine gute Kontrolle: Die Faust sollte bequem zwischen Kinn und Brustbein Platz finden.
- Langsam bewegen.
- Nicht den Atem anhalten.
- Auf Verspannungen achten – und entspannen.

Tips:

- Stellen Sie sich Ihren Bauch als Schwamm vor, der ausgepreßt wird.
- Manche machen diese Übung mit hinter dem Kopf verschränkten Händen und zur Seite gestreckten Ellbogen. Das ist in Ordnung, solange die Hände den Kopf stützen und nicht nach vorne ziehen.
- Schließlich soll der Bauch trainiert werden, nicht die Arme. Außerdem kann ein Ziehen Halsverletzungen verursachen.

Wenn Sie acht Reps ohne Schwierigkeiten schaffen, ist die Zeit gekommen, zur nächsten Stufe überzugehen.

Bauchcurl – Stufe 3

Ausgangsposition:

Rücklings auf den Boden legen, die Knie angewinkelt, die Füße aufgestellt. Die Fersen sind 30–60 cm vom Gesäß entfernt. Das linke Bein heben und quer über das rechte Bein legen; der linke Knöchel liegt auf dem rechten Knie, so daß das linke Bein und der rechte Oberschenkel ein Dreieck bilden. Die Arme nach vorn und etwas nach links strecken, ohne die Ellbogen zu beugen, so daß die Fingerspitzen der rechten Hand in das Dreieck hineinreichen und die der linken Hand links neben dem linken Knie landen.

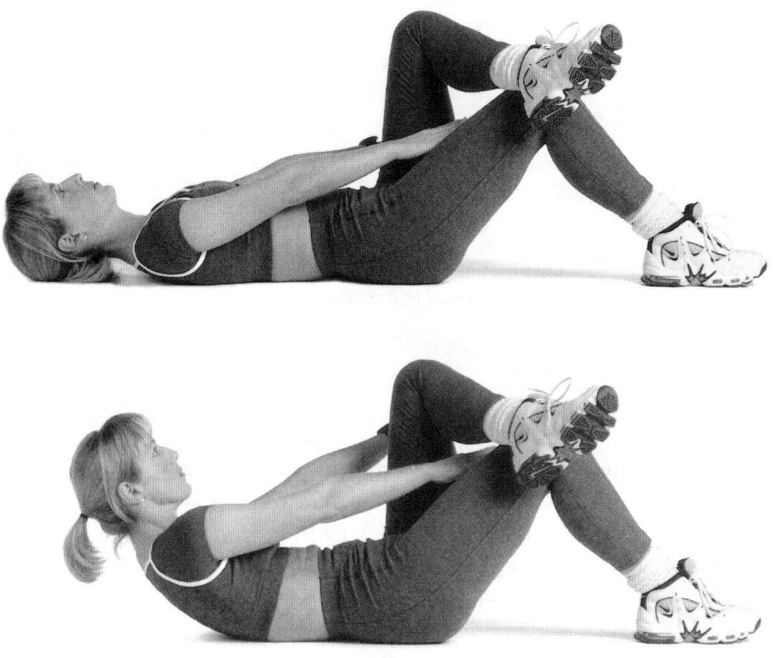

1–2–3–Auf: Langsam Kopf und Schultern anheben; dabei beide Hände auf das linke Bein zubewegen, die rechte Hand durch das Dreieck, die linke schwingt weiter nach links außen. Den Oberkörper so weit vorschieben, wie es ohne große Anstrengung möglich ist; im Laufe der Zeit kommen Sie immer weiter. Das Kinn ist leicht eingezogen, ohne die Brust zu berühren.

Stop: Durchatmen.
1–2–3–Ab: Langsam in die Ausgangsposition zurückkehren.
Atempause, Wiederholung.

Spürbare Anstrengung:

Im Bauch. Es kann auch passieren, daß Sie sie im Hals spüren. Entspannen Sie in diesem Fall während der Bewegung den Hals bewußt – die Bauchmuskeln sollten die ganze Arbeit leisten. Probieren Sie auch aus, ob Sie das Kinn mehr oder weniger einziehen wollen.

Reps und Sets:

Ein Set aus acht Bauchcurls machen. Ein bis zwei Minuten ausruhen, dann die Seiten wechseln: Den rechten Fußknöchel über das linke Knie legen. Die linke Hand über das Dreieck von linkem Oberschenkel und rechtem Knie schieben, die rechte nach rechts außen.
- Checkliste:
- Der Kopf darf nicht auf der Brust liegen. Testen Sie die Kopfhaltung, indem Sie ausprobieren, ob die Faust unter das Kinn paßt.
- Hals- und Schultermuskulatur entspannen; nur der Unterleib sollte angespannt werden.
- Langsam bewegen.
- Nicht den Atem anhalten.

Tip:

Wenn Sie Ihren Bauch noch mehr straffen wollen, machen Sie die Übung mit mehr Reps und öfter als zweimal pro Woche. Mit zusätzlichen aeroben Aktivitäten wie Gehen verbrennen Sie überschüssiges Fett, das besonders in der Bauchdecke eingelagert ist, und überall am Körper.

Liegestütz (ohne Gewichte)

Liegestütz ist eine tolle Übung: Sie kräftigt verschiedene wichtige Muskelgruppen gleichzeitig – Trizeps, Delta- und Brustmuskeln sowie die Bauch- und Rückenmuskulatur. Da das Körpergewicht Widerstand bietet, braucht man keine Ausrüstung.

Dies ist eine hervorragende Übung. Und dennoch: Wenn ich sie vorschlage, lautet die Antwort oft: „Bloß nicht!" oder „Frauen können keine Liegestütze machen." Doch das stimmt nicht. Meine Schwiegermutter schafft zwölf Liegestütze – und sie ist 78 Jahre alt.

Das Problem liegt nicht in der Anatomie, sondern in mangelnder Information. Nur wenige Frauen wissen, wie man den Liegestütz richtig macht. Und: Liegestütze tun nicht allen gut. Wer unter ernsten Knie-, Schulter- oder Rückenbeschwerden leidet oder Schwierigkeiten hat, sich hinzulegen und wieder aufzustehen, sollte diese Übung nicht riskieren. Wie bei allen Übungen sind auch hier Schmerzen ein Signal zum Aufhören.

Liegestütze müssen korrekt ausgeführt werden, und dazu sollten die Bauch- und Rückenmuskeln bereits einigermaßen kräftig sein. Wenn Sie den Liegestütz in Ihr Programm aufnehmen, sollten Sie daher auch Rücken- und Bauchmuskeltraining machen.

Fangen Sie mit den abgewandelten Liegestützen der Stufe 1 an. Sobald sie Ihnen leichtfallen, gehen Sie zu Stufe 2 über. Das wird nicht einfach sein. Wenn Sie nicht gleich zwei Sets schaffen, machen Sie zunächst so viele Reps der Stufe 2, wie Sie können, und machen Sie im zweiten Set wieder abgewandelte Liegestütze. Arbeiten Sie auf zwei Sets von acht Liegestützen der Stufe 3 hin – ein hochgestecktes Ziel. Doch mit etwas Ausdauer werden Sie sich schließlich selbst überraschen.

Abgewandelter Liegestütz – Stufe 1 (ohne Gewichte)

Ausgangsposition:

Auf den Boden knien und mit den Händen aufstützen. Die Hände dazu unter und leicht vor den Schultern aufstellen; die Ellbogen leicht gebeugt. Das Becken liegt genau über den Knien; der Rücken ist gerade und parallel zum Boden. Boden, Oberschenkel, Rücken und Arme bilden in dieser Ausgangsposition ein Rechteck.

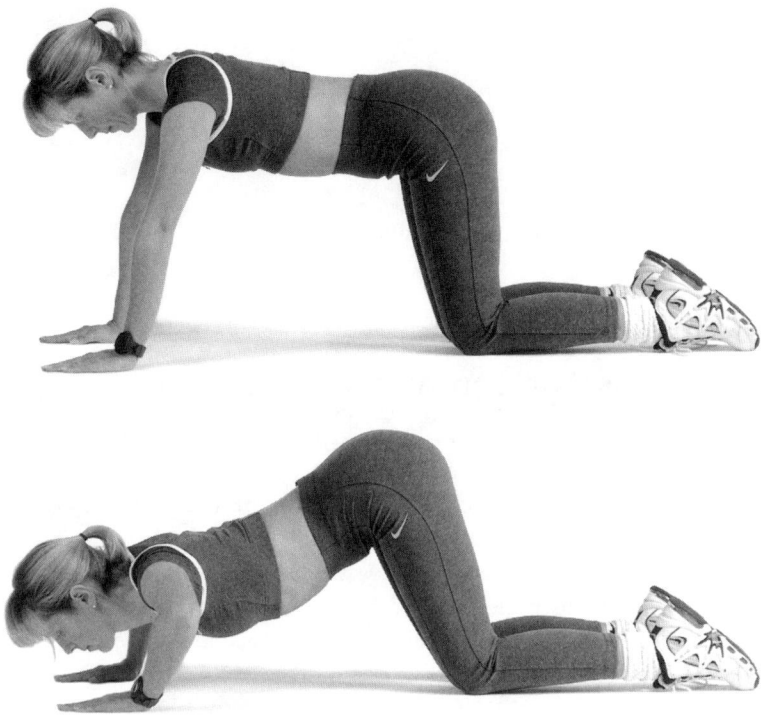

- **1–2–3–Auf:** Langsam die Ellbogen weiter beugen und den Oberkörper zum Boden senken. Die Bewegung nur aus den Ellbogen, Schulter- und Hüftgelenken heraus vollführen; Rücken, Hals und Kopf bleiben gerade.
- **Stop:** Durchatmen.
- **1–2–3–Ab:** Langsam in die Ausgangsposition zurückkehren.
- **Atempause**, dann wiederholen.

Spürbare Anstrengung:

In Schultern, Brust und Armen.

Reps und Sets:

Ein Set mit acht Reps machen. Ein oder zwei Minuten ausruhen, dann ein zweites Set absolvieren.

Checkliste:

- Rücken, Hals und Kopf gerade halten. Das Kinn nicht dem Boden entgegenstrecken.
- Langsam bewegen.
- Nicht den Atem anhalten.
- Auf Verspannungen achten – und entspannen.

DAS AUF UND AB BEIM LIEGESTÜTZ

Beim Liegestütz kann man liegend beginnen, mit dem Rumpf auf dem Boden – oder auf Knien und Händen, mit aufgerichtetem Rumpf. Die Entscheidung liegt bei Ihnen. Hier habe ich für Stufe 2 und 3 die erste Möglichkeit gewählt.

Oben anzufangen ist meist schwerer. Statt direkt von Stufe 2 zu 3 überzugehen, können Sie also als Zwischenschritt auf Stufe 2 oben anfangen. Sobald Sie die klassische Liegestützversion schaffen, erhöhen Sie den Schwierigkeitsgrad weiter, indem Sie kniend beginnen.

Abgewandelter Liegestütz – Stufe 2 (ohne Gewichte)

Ausgangsposition:

Bäuchlings flach auf den Boden legen; die Handflächen seitwärts von den Schultern aufgestellt. Die Fingerspitzen zeigen nach vorn; die Ellbogen sind gebeugt und zeigen nach oben.

- **1–2–3–Auf:** Langsam die Brust hochstemmen; die Knie auf dem Boden lassen. Oberschenkel, Rücken, Hals und Kopf bilden weiterhin eine gerade Linie. Innehalten, kurz bevor die Ellbogen ganz durchgedrückt sind. Die Schultern sind über den Händen.
- **Stop:** Durchatmen.
- **1–2–3–Ab:** Langsam in die Ausgangsposition zurückkehren.
- **Atempause**, dann wiederholen.

Spürbare Anstrengung:

In Schultern, Brust und Armen.

Reps und Sets:

Ein Set aus acht Reps machen. Ein bis zwei Minuten ausruhen, dann ein weiteres Achterset absolvieren.

Checkliste:

* Oberschenkel, Rücken, Hals und Kopf auf einer geraden Linie halten.
  Bauch- und Rückenmuskeln sollten sich bei der Übung spürbar anspannen.
* Langsam bewegen.
* Die Ellbogen nicht ganz durchdrücken, während der Rumpf aufgerichtet ist.
* Nicht den Atem anhalten.
* Auf Verspannungen achten – und entspannen.

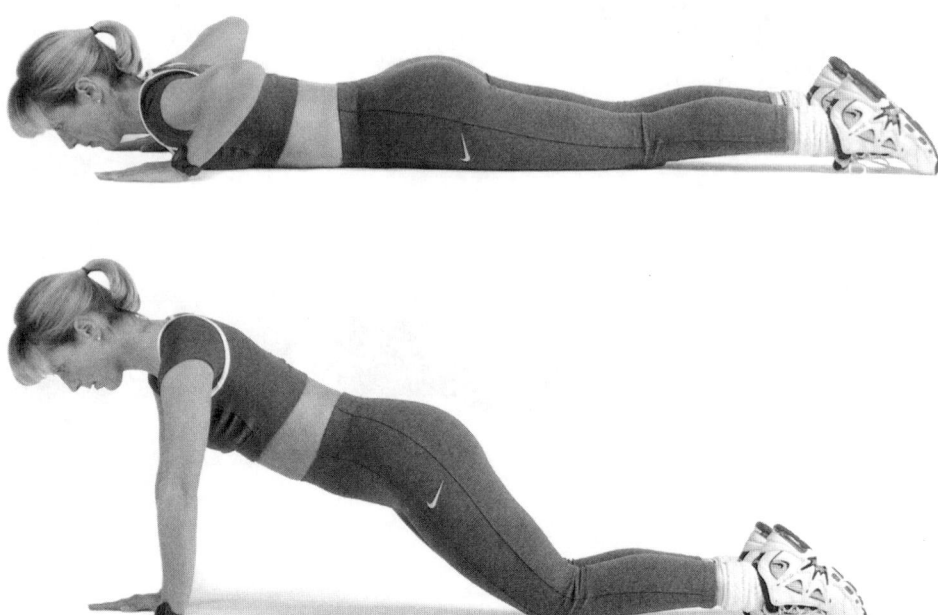

Tip:

Um diese Übung bequemer für die Knie zu machen, ein Kissen oder ein aufgerolltes Handtuch unterlegen. Sie können auch etwas Druck von den Knien nehmen, indem Sie die Füße kreuzen.

Klassischer Liegestütz – Stufe 3 (ohne Gewichte)

Ausgangsposition:

Dieselbe Position wie bei Stufe 2, doch die Fußspitzen aufstellen.

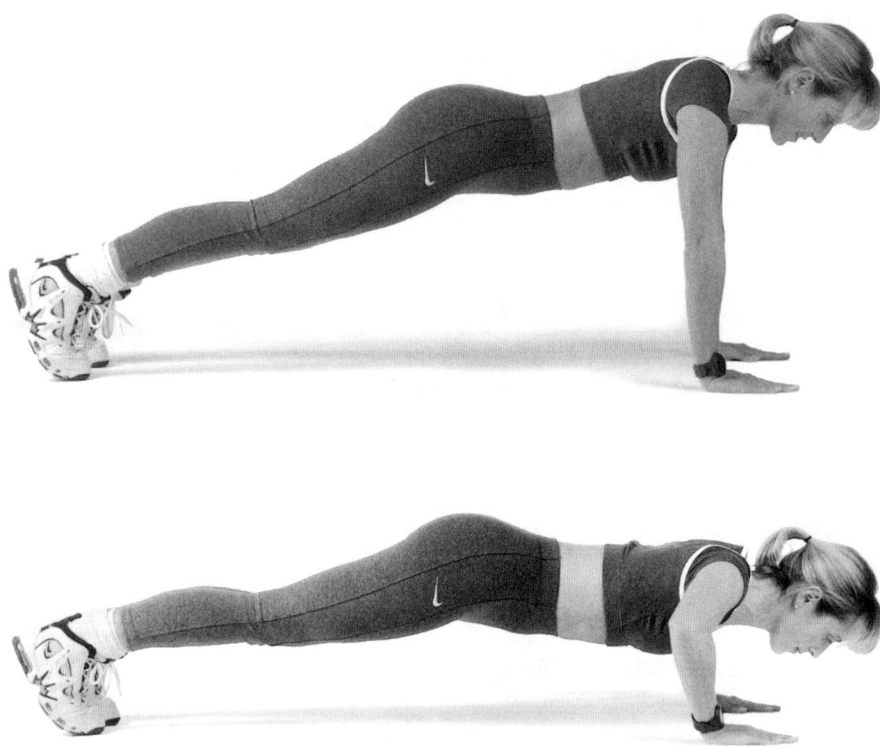

- **1–2–3–Auf:** Langsam den Körper hoch und vom Boden wegstemmen. Nur die Hände und die Fußspitzen bleiben auf dem Boden. Beine, Rücken, Hals und Kopf bilden eine Gerade. Kurz bevor die Ellbogen ganz durchgedrückt sind, stoppen.
- **Stop:** Durchatmen.
- **1–2–3–Ab:** In die Ausgangsposition zurückkehren.
- **Atempause,** Wiederholung.

Spürbare Anstrengung:

In Schultern, Brust, Armen und Rumpf.

Reps und Sets:

Acht Liegestütz machen (oder so viele Sie können). Eine Minute oder zwei ausruhen und ein zweites Set anhängen. Wenn nötig, dabei wieder zum abgewandelten Liegestütz übergehen.

Checkliste:

- Beine, Rücken und Kopf in einer geraden Linie halten. Während der Übung sollten die Bauch- und Rückenmuskeln spürbar kontrahieren.
- Langsam bewegen.
- Bei aufgerichtetem Rumpf die Ellbogen nicht durchdrücken.
- Nicht den Atem anhalten.
- Auf Verspannungen achten – und entspannen.

Wenn Sie diese Übung meistern, führen Sie sie allen Freunden und Verwandten vor – und Sie ernten verdienten Applaus.

Setzen Sie sich zum Ziel, diese Übung mit anfangs aufgerichtetem Rumpf durchzuführen. Kopf, Hals und Rücken sollten dem Boden nicht näher als bis auf 8–10 cm kommen und ihn nicht berühren, bevor Sie sich wieder aufrichten.

Knieheben (mit Fußgewichten)

Bei dieser Übung werden die Hüftbeuger trainiert, jene Muskeln, mit denen man das Knie an die Brust zieht. Auch wer keine Can-Can-Tänzerin ist, braucht diese Muskeln zum Gehen, Treppensteigen und um in die Badewanne hinein- und wieder hinauszusteigen. Wenn es zeitlich geht, machen Sie neben Rückenstrecken und Bauchcurl auch noch diese Zusatzübung.

Die meisten Frauen schaffen diese Übung mit denselben Gewichten, mit denen sie die anderen Beinübungen ausführen. Ist Ihnen das zuviel, trainieren Sie anfangs weniger Reps oder legen Sie leichtere Gewichte an, wenn das nicht zu umständlich ist. Ihr Zielgewicht sollte dabei dasselbe wie für den Beincurl sein (siehe S. 136).

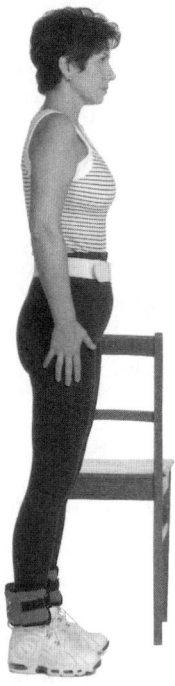 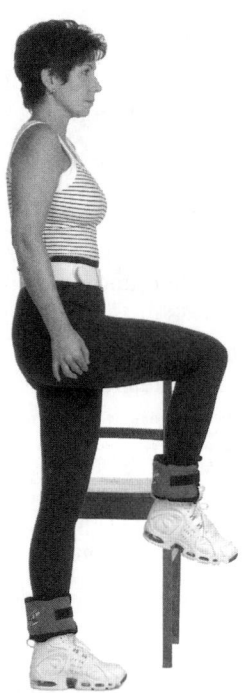

Ausgangsposition:

Seitlich hinter den Stuhl stellen (mit der Seite, auf der es für Sie bequemer ist) und locker an der Lehne festhalten.

- **1–2–3–Auf:** Ohne in der Taille einzuknicken, das rechte Knie anheben, bis der Oberschenkel parallel zum Boden ist.
- **Stop:** Durchatmen.
- **1–2–3–Ab:** Langsam in die Ausgangsposition zurückkehren.
- **Atempause.** Mit dem linken Bein wiederholen.

Spürbare Anstrengung:

Im Quadrizeps, auf der Vorderseite der Hüften und im Bauch.

Reps und Sets:

Abwechselnd mit dem rechten und dem linken Bein wiederholen, bis Sie mit jedem Bein acht Reps gemacht haben – das ist ein Set. Ein bis zwei Minuten ausruhen, dann ein weiteres Set absolvieren.

Checkliste:

- Aufrecht halten.
- Langsam bewegen.
- Nicht den Atem anhalten.
- Auf Verspannungen achten – und entspannen.

Überkopf-Stemmen (mit Hanteln)

Mit dieser Übung trainiert man nicht nur den Trizeps, sondern auch den Delta- und den Trapezmuskel im oberen Rückenbereich. Man verbessert so seine Haltung und bewahrt sie auch im Alter. Glühbirnen auswechseln, schwere Schachteln oben im Schrank verstauen und ähnliches fällt dann leichter.

Die meisten Frauen sind froh, diese Übung gegen die Überkopf-Trizepsübung eintauschen zu können, die oft schwerer und unangenehmer ist als die anderen, weil der Trizepsmuskel meist relativ schwach und die Schultern wenig gelenkig sind. Doch nach zwölf Wochen Überkopf-Trizepstraining sieht es damit schon viel besser aus, und Sie sind bereit für das Überkopf-Stemmen.

Beginnen Sie mit denselben Gewichten, die Sie für die Überkopf-Trizepsübung benutzt haben. Da Ihnen diese Übung leichter fallen wird, sollten Sie nach ein oder zwei Trainingseinheiten in der Lage sein, die Gewichte zu erhöhen. Versuchen Sie dasselbe Zielgewicht zu erreichen wie beim Rudern im Stehen (siehe S. 136).

Ausgangsposition:

Aufrecht stehen, in jeder Hand eine Hantel. Die Hanteln anheben und rechts und links neben den Schultern parallel zum Boden halten. Die Handflächen zeigen nach vorn. Linke Hantel, Schultern und rechte Hantel sollten eine gerade Linie bilden.

- **1–2–3–Auf:** Die Hanteln langsam über den Kopf stemmen, bis die Arme senkrecht stehen.
- **Stop:** Durchatmen.
- **1–2–3–Ab:** Arme in die Ausgangsposition zurückbringen.
- **Atempause**, dann wiederholen.

Spürbare Anstrengung:

Im Rücken, in den Schultern und auf der Rückseite der Arme.

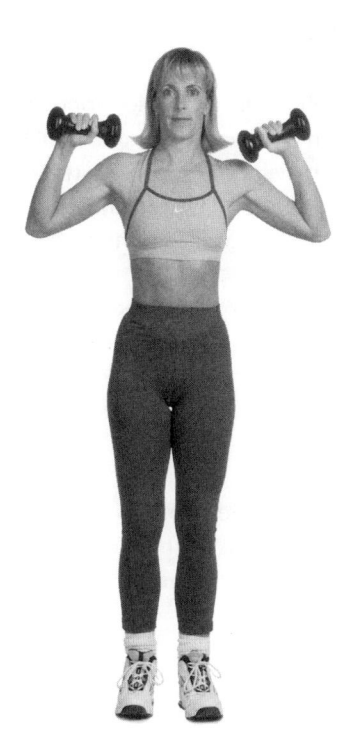 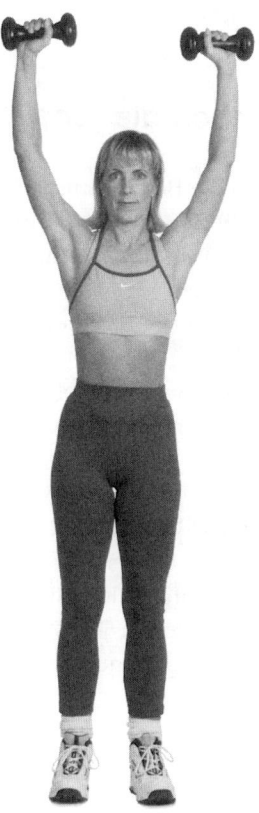

Reps und Sets:

Acht Reps ergeben ein Set. Ein oder zwei Minuten ausruhen, dann ein weiteres Set absolvieren.

Checkliste:

- Während der ganzen Bewegung eine aufrechte Haltung bewahren. Die Schultern nicht nach vorne sinken lassen!
- Auf keinen Fall ins Hohlkreuz gehen; das würde die Wirbelsäule zu sehr belasten.
- Nicht den Atem anhalten.
- Auf Verspannungen achten – und entspannen.

Beinheben diagonal (mit Gewichten)

Man kann die Beine nicht nur vor-, zurück-, nach rechts und links, sondern auch diagonal bewegen. Diese Fähigkeit ist bei vielen Sportarten gefragt – bei Tennis, Basketball, Wandern und anderen. Diese Mehrzweckübung verbessert diese Bewegung, indem sie Quadrizeps, Beinspreizer, Beinheranführer und Hüftstreckker trainiert. Bei fortschreitendem Alter werden diese Muskeln immer wichtiger für das Gleichgewicht.

Beginnen Sie mit denselben Gewichten, die Sie für das seitliche Beinheben benutzt haben. Das Zielgewicht ist für beide Übungen dasselbe (siehe S. 136).

Ausgangsposition:

Für diese Übung halten Sie sich am Stuhl fest, doch Sie brauchen Platz, um die Beine zu bewegen. Den Stuhl diagonal aufstellen. Die Sitzfläche zeigt von Ihnen weg, nur ein Ende der Rückenlehne ist schräg vor Ihnen in Reichweite.

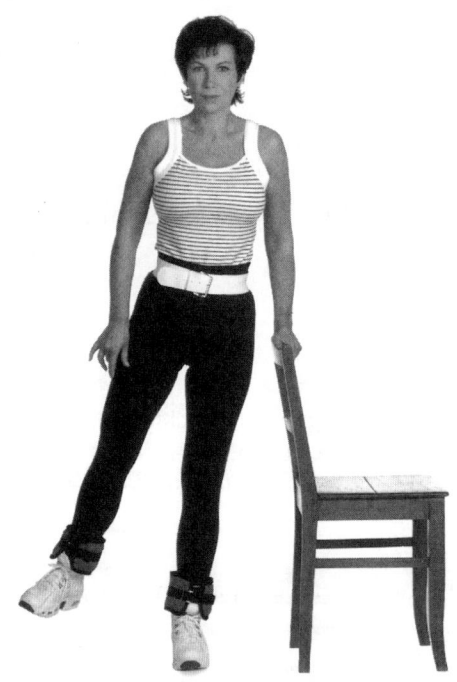

- **1–2–3–Zurück:** Das Gewicht auf das linke Bein verlagern, das rechte Bein in einem 45°-Winkel schräg nach hinten rechts führen. Wäre Ihr Körper eine Uhr und das rechte Bein der Minutenzeiger, dann stünde er zwischen der 4 und der 5. Die Zehenspitzen zeigen leicht nach unten; den Knöchel locker halten.
- **1–2–3–Vor:** Das rechte Bein diagonal vorschieben und in einem 45°-Winkel vor dem linken Bein kreuzen. Als Minutenzeiger würde das rechte Bein nun zwischen der 10 und der 11 stehen.
- **Stop:** Durchatmen.
- **1–2–3–Zusammen:** Das rechte Bein in die Ausgangsposition neben dem linken Bein zurückbringen.
- **Atempause.** Mit dem linken Bein wiederholen.

Spürbare Anstrengung:

In Hüfte und Oberschenkel, außerdem ein wenig im Standbein.

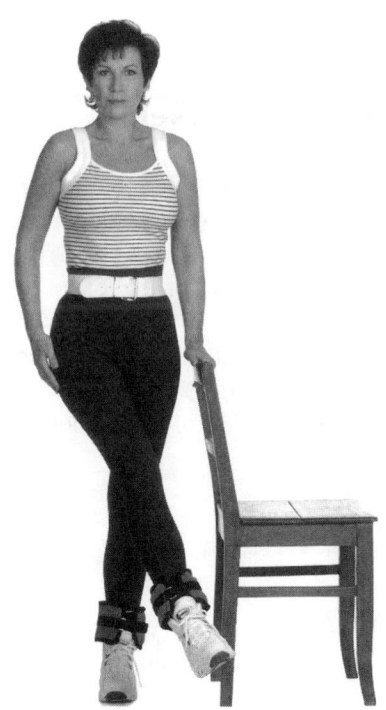

Reps und Sets:

Mit jedem Bein acht Reps – ein Set – machen. Nach ein oder zwei Minuten Pause ein weiteres Set absolvieren.

Checkliste:

- Die Zehen entspannen, weder anwinkeln noch strecken.
- Eine aufrechte Haltung bewahren. Es ist einfacher, sich während der Bewegung hinüberzulehnen, doch Sie sollten versuchen, den Rumpf aufrecht zu halten. Spannen Sie dazu die Bauchmuskeln an.
- Nicht den Atem anhalten.
- Auf Verspannungen achten – und entspannen.

Tip:

Diese Übung ist relativ komplex. Wundern Sie sich also nicht, wenn Sie sich erst allmählich daran gewöhnen.

Ein neues Programm entwickeln

Und weiterhin effizient zu trainieren, sollten Sie folgendes beachten, wenn Sie einzelne Übungen aus dem Grundprogramm durch andere ersetzen oder neue darin aufnehmen.

1. Wählen Sie zwischen der Überkopf-Trizepsübung (Grundprogramm) und dem Überkopf-Stemmen (neu).
2. Wählen Sie zwischen dem seitlichen Beinheben (Grundprogramm) und dem diagonalen Beinheben (neu).
3. Entscheiden Sie, um welche der folgenden neuen Übungen Sie Ihr Grundtraining erweitern wollen:

- Knieheben
- Rückenstrecken
- Bauchcurl
- Liegestütz

4. Tragen Sie dann die neuen Übungen in die vierte Spalte der folgenden Tabelle ein.

Diese Übungen absolvieren	Oder statt dessen	Auf Wunsch hinzufügen	Ihr neues Programm
Beincurl			Kniestrecken
Seitliches Beinheben	Beinheben diagonal		[eine der beiden]
Hüftstrecken			Hüftstrecken
		Knieheben	[optional]
		Rücken-strecken	[optional]
		Bauchcurl	[optional]
		Liegestütz	[optional]
Armcurl			Armcurl
Überkopf-Trizepsübung	Überkopf-Stemmen		[eine der beiden]
Stehend rudern			Stehend rudern
Zehenstand			Zehenstand
Fersenstand			Fersenstand

MINIPROGRAMM OHNE AUSRÜSTUNG
FÜR UNTERWEGS

Wenn Sie unterwegs sind und keine Gewichte zur Hand haben, können Sie mit diesem Miniprogramm in Form bleiben (siehe auch die Vorschläge auf S. 145). Sie brauchen dazu nur einen soliden Stuhl, zwei Kissen, ein Handtuch für das Rückenstrecken und bequeme Kleidung.

- Warm-up: fünf Minuten aerobe Aktivität (S. 108)
- Zehenstand (S. 121)
- Fersenstand (S. 126)
- Rückenstrecken (S. 155)
- Bauchcurl (S. 160)
- Liegestütz (S. 166)
- Cool-down (S. 128)

KAPITEL

12

Programm für das Fitness-Center

Als meine *JAMA*-Studie veröffentlicht wurde, erhielt ich viele Anrufe und Briefe von Frauen auf der ganzen Welt, die sich nach einfachen und kostengünstigen Kraftübungen erkundigten, die man zu Hause machen kann. Aus diesem Grund habe ich dieses Programm mit freien Gewichten – Hanteln und Fußmanschetten – entwickelt.

Doch es meldeten sich auch Frauen, die wissen wollten, wie sie an den Geräten in einem Fitness-Center trainieren sollten. An sie richtet sich dieses Kapitel. Die folgenden Übungen sind nicht bloß Abwandlungen der Heimübungen. Vielmehr habe ich versucht, das bestmögliche 40-Minuten-Training an Kraftgeräten zusammenzustellen.

Welches Programm ist nun besser – zu Hause oder im Fitness-Center?

Beide Versionen machen Sie kräftiger. Die bessere Version ist die, die Sie bevorzugen, denn diese werden Sie regelmäßig machen. Ich mache beides: Zu Hause trainiere ich mit freien Gewichten, bei der Arbeit mit Geräten.

GESUNDHEITSZENTRUM, FITNESS-CENTER, SPORTCENTER – WAS IST DER UNTERSCHIED?

Ich benutze diese Begriffe wahllos, denn es gibt keinen allgemein anerkannten Unterschied. In der Regel bietet ein Gesundheitszentrum jedoch außer dem Training z.B. auch Massage, Ernährungsberatung oder Gesundheitskurse an; doch das tun auch manche Fitness-Center. Der Begriff Sportcenter ist allgemeiner und umfaßt alles von der einfachen Schulturnhalle bis hin zum luxuriös ausgestatteten Studio mit hypermodernen Geräten und einem breiten Serviceangebot.

Warum einem Fitness-Center beitreten?

Einige Vorteile:

Man trainiert an Geräten statt mit (oder zusätzlich zu) freien Gewichten
Geräte sind so konstruiert, daß man Bewegungen daran in der richtigen Position ausführt. Das bedeutet, daß man sich auf einzelne Muskeln konzentrieren kann, ohne sehr auf den übrigen Körper achten zu müssen. Oft kann man daher intensiver trainieren als mit freien Gewichten.

Jayne trainierte gern in aller Ruhe zu Hause. Doch nach einigen Monaten meldete sie sich in einem Fitness-Center an, um an Geräten zu arbeiten:

Ich habe Arthrose in den Knien, und es tut weh, auf einem Bein zu stehen. Obwohl ich wußte, daß Beinübungen für mich ganz besonders wichtig sind, fiel es mir schwer, sie mit freien Gewichten zu machen. Auch kann ich mich für die Bauchübungen nicht auf den Boden legen. An den Geräten mache ich all diese Übungen bequem im Sitzen.

Anleitung ist verfügbar
Ein Fitness-Trainer kann Ihnen helfen, das Training genau auf Ihre Bedürfnisse abzustimmen und Schwachpunkte gezielt anzugehen.

Man ist nicht allein

Andere bieten Ihnen Gesellschaft, Rat und Ermunterung. Bonnie, eine Teilnehmerin der passiven Gruppe meiner *JAMA*-Studie, meldete sich nach Abschluß des Projekts in einem Sportcenter an, um in Form zu kommen.

Ich traf eine Frau, die für einen Bodybuilding-Wettbewerb trainierte. Ich hielt sie für 28 Jahre – doch sie war 45 und früher einmal übergewichtig. Sie erzählte, daß sie eine Talkshow gesehen hatte mit Frauen, die abgenommen hatten, und daß sie daraufhin beschloß, einer Diätgruppe beizutreten und zu trainieren. Ich dachte: „Das kann ich auch!"

Fitness-Einrichtungen bieten spezielle Geräte

Wenn Sie stärker werden, möchten Sie vielleicht an Laufband, Stepping- und Ruder-Geräten trainieren. Fitness-Center bieten meistens auch Kurse wie Step-Aerobic oder T'ai Chi an. Egal, was Sie tun: Hauptsache, es ermuntert Sie, aktiv zu werden. Jaynes Knieprobleme schließen Gehtraining und viele Sportarten aus. Sie sagt dazu:

Im Sportverein haben sie Geräte, mit denen ich aerobes Training machen kann. z.B. gibt es da eine Stepping-Liege. Vom Kopf bis zur Hüfte liegt man auf einer schrägen Bank und tritt mit den Beinen Pedale auf und ab. Das sieht zwar lächerlich aus, aber man kommt dabei ganz schön ins Schwitzen!

Zusätzlicher Service

Vielleicht interessieren Sie sich ja für Ernährungskurse, Massage oder andere Kurse, die von der Volkshochschule und der Krankenkasse angeboten oder vom Arzt verschrieben werden.

Wie Sie das richtige Fitness-Center finden

Sportcenter haben sich in den letzten Jahrzehnten stark verändert. Glauben Sie bloß nicht, daß nur Menschen mit perfektem Körper in Lycra-Anzügen hingehen! Sie werden alle Körperformen dort antreffen; muskulöse junge Männer, die Seite an Seite mit älteren Damen trainieren, und Kurse für Übergewichtige genauso wie für höhere Fitnessstufen.

Listen Sie zunächst alle Einrichtungen auf, die nahe an Ihrem Zuhause, Arbeitsplatz oder einem anderen Ort liegen, den Sie drei- bis viermal pro Woche aufsuchen. Überlegen Sie es sich gut, bevor Sie einem Club beitreten, der mehr als fünfzehn oder zwanzig Minuten entfernt liegt. Wie gut er auch ist, oft kommt er dann nicht in Frage – man trainiert dann unregelmäßiger. Schauen Sie in den Gelben Seiten unter „Fitness-Center" oder „Sportanlagen" nach.

Die Auswahl läßt sich mit einigen Fragen am Telefon leicht einengen. Fragen Sie nach den Öffnungszeiten und ob die Geräte und Kurse angeboten werden, die Sie suchen. Wenn Geld ein entscheidender Punkt ist, erkundigen Sie sich nach den Kosten. Fordern Sie dann einen Prospekt an, oder machen Sie eine Probestunde aus.

Worauf Sie achten müssen

An einer Besichtigung der Clubs führt kein Weg vorbei. Gehen Sie zu der Tageszeit hin, zu der Sie auch trainieren würden – so finden Sie heraus, ob der Andrang dann zu groß ist. Schauen Sie sich Kraftraum und Umkleideräume an. Lesen Sie die Mitteilungen am Schwarzen Brett und gehen Sie in alle Bereiche, die Sie wahrscheinlich benutzen würden, wie das Schwimmbad oder die Kinderkrippe. Achten Sie auch auf Äußerlichkeiten; es sollte nicht unangenehm riechen, der Geräuschpegel erträglich sein.

Fragen Sie sich:

- **Ist alles sauber und gut beleuchtet?** Versäumen Sie nicht, auch die Toiletten zu kontrollieren.
- **Welche Geräte werden genutzt?** Die drei besten Marken für Kraftgeräte sind Keiser, Nautilus und Cybex. Gute Geräte werden auch von Universal, Body Master und Life Fitness hergestellt.
- **Sind die Geräte in gutem Zustand?** Kritische Anzeichen sind „Außer Betrieb"-Schilder an den Geräten, durchgescheuerte Kabel, eingerissene Sitze und Geräte, die so quietschen, als ob sie nicht gut gewartet würden. (Dasselbe gilt auch, wenn Sie einen Fitnessraum in einem Hotel, Betrieb oder Appartmenthaus begutachten.)
- **Passen die Geräte zu Ihrer Statur?** Besonders kleine Frauen müssen darauf achten. Oft sind die Geräte noch auf Männer ausgerichtet und lassen sich nicht leicht auf unterdurchschnittlich kleine Frauen einstellen.
- **Wieviel Personal ist im Kraftraum?** Im Idealfall beaufsichtigt mindestens ein Trainer jeden Trainingsbereich – in Stoßzeiten auch mehrere. Bei Fragen sollten Sie das Training nicht unterbrechen müssen, um einen Trainer zu suchen; noch sollten Sie lange auf Erklärungen warten müssen, weil zu wenige Trainer da sind.
- **Sind die Trainer aufmerksam?** Ich habe oft beobachtet, daß die Mitglie-

der falsch oder sogar auf gefährliche Weise trainieren, die Trainer jedoch nur herumstehen und schwatzen. Das deutet auf schlechte Schulung und Überwachung hin.

- **Sind die Geräte verfügbar?** Oder müssen die Mitglieder an beliebten Geräten lange Schlange stehen?
- **Ist genügend Platz zwischen den Geräten?** Niemand möchte gern zu dicht am Nachbarn trainieren.
- **Gefällt Ihnen die Atmosphäre?** Ist es eine Einrichtung, die Sie gerne besuchen werden? Gibt es viele Mitglieder Ihrer Altersgruppe und Ihres Fitnessgrads? Bevorzugen Sie gemischte oder reine Frauenclubs?

Wichtige Fragen

Aus Ihren eigenen Beobachtungen erfahren Sie schon viel; andere Dinge sind nicht so offensichtlich. Der Geschäftsführer oder ein Angestellter können Ihnen die folgenden Fragen beantworten:

- **Welche Programme bieten Sie an?** Wenn Sie gerade ein Kind bekommen haben oder zu einem älteren Jahrgang gehören, fragen Sie nach speziellen Programmen.
- **Welche Qualifikationen hat das Personal?** Wie lange arbeitet es im Schnitt schon hier? Für Ihre Sicherheit sollten alle einen Befähigungsschein, die professionellen Therapeuten – Trainer, Krankengymnasten und Diätexperten – für ihr Fachbegiet Referenzen besitzen. Zwar herrscht in manchen Fitness-Centern hohe Fluktuation, doch Sie sollten möglichst jeden Monat dieselben Gesichter sehen.
- **Wie lange besteht das Center schon?** Leider schließen Fitness-Center oft schon bald wieder. Suchen Sie eins aus, das mindestens seit einigen Jahren besteht.
- **Wie hoch sind die Gebühren?** Ein guter Club bietet Schnupperkurse an, die meist zwischen vier und sechs Wochen dauern. Bevor Sie sich festlegen, fragen Sie bei der örtlichen Verbraucherberatung nach, ob es Beschwerden über den Club gab, der in Frage kommt.

Mit einem Fitnesstrainer arbeiten

Wenn Sie einem Gesundheitscenter beitreten, steht Ihnen im Kraftraum ein Trainer zur Verfügung. Manchmal beinhaltet die Mitgliedschaft auch eine bestimmte

Anzahl von Einzel- oder Gruppentrainingsstunden. Das ist ein großer Vorteil, und Sie sollten unbedingt davon Gebrauch machen.

Ein guter Trainer kann viel für Sie tun:

- Zu Beginn zeigt Ihnen der Trainer, wie Sie die Geräte korrekt benutzen.
- Der Trainer überwacht Ihre Technik und beantwortet Ihre Fragen zu den Übungen.
- Der Trainer bietet Ansporn und hilft Ihnen bei eventuell auftretenden Problemen.
- Im Zuge Ihrer Fortschritte unterstützt Sie der Trainer dabei, das Programm anzupassen.

Wieviel individuelle Unterstützung Sie von den Fitnesstrainern in Ihrem Center erwarten können, hängt von der Art der Einrichtung ab und davon, was Sie bei der Anmeldung vereinbart haben. Meist bietet ein Club um so mehr persönliche Betreuung an, je höher die Gebühren sind.

Um im Kraftraum möglichst intensiv betreut zu werden, gehen Sie zu Zeiten trainieren, zu denen wenig los ist. Seien Sie nicht schüchtern und fragen Sie, wenn Sie Hilfe brauchen! Ein guter Trainer möchte, daß Sie Fortschritte machen, und arbeitet gerne mit Ihnen.

Noch gibt es keine einheitlichen Bezeichnungen für die verschiedenen Trainer, doch folgende Unterscheidungen findet man häufig:

Fitnesstrainer sind Angestellte eines Fitness-Centers und betreuen die Mitglieder im Kraftraum. Sie wissen, wie man die Übungen macht und wie man die Geräte benutzt.

Persönliche Trainer betreuen den einzelnen. Manchmal engagiert man sie über den Club, fast immer für eine Extragebühr.

Einen persönlichen Trainer engagieren

Oft reichen die Trainer im Kraftraum bereits aus. Suchen Sie jedoch intensivere Betreuung, können Sie einen persönlichen Trainer für Einzelstunden engagieren. Viele Fitness-Center bieten diesen Service für eine Extragebühr an. Das ist auch dann hilfreich, wenn Sie zu Hause oder in einem Kraftraum trainieren, in dem es keine Trainer gibt.

Evelyn – die Frau, von der ich im 1. Kapitel berichtete und die von Kleidergröße 46 zu 36 wechselte – fing mit einem persönlichen Trainer an:

Ich wollte nicht abnehmen, sondern meine Figur verändern. Bei einer Körpergröße von 1,72 m wollte ich groß und gut geformt, nicht groß und schlaksig aussehen. Mit einem persönlichen Trainer lernte ich die richtigen Übungen kennen – und bekam meinen Wunschkörper.

WIE ERKENNT MAN, OB EIN TRAINER QUALIFIZIERT IST?

Als dieses Buch entstand, gab es noch keine Zulassungen für persönliche Trainer, doch das kann sich ändern. Jeder und jede kann sich einen persönlichen Trainer nennen – und Zehntausende tun es. Wie findet man jemanden mit guter Ausbildung und Erfahrung? Am besten achtet man auf glaubwürdige Referenzen von anerkannten Programmen.

Den richtigen Trainer finden

Ein guter Abschluß macht noch lange keinen guten Lehrer – das wissen wir aus der Schule. Dasselbe gilt für Trainer: Der beste ist der, dessen Können Ihren Bedürfnissen entspricht. Einem Olympia-Marathonläufer würde ich einen anderen Trainer empfehlen als einer 46jährigen Frau, die außer Form ist und mit Krafttraining beginnen möchte.

Folgende Punkte sollten Sie bei der Wahl Ihres persönlichen Trainers und am Anfang der Zusammenarbeit beachten:

- Hat der Trainer Erfahrung mit Fällen wie Ihrem?
- Versteht und teilt der Trainer Ihre Erwartungen und Ziele?
- Verstehen Sie die Anweisungen des Trainers? Ergeben sie einen Sinn?

- Empfinden Sie es als persönliche Kritik, wenn dieser Trainer Sie korrigiert?
- Fällt es Ihnen leicht, ihm Fragen zu stellen?
- Freuen Sie sich auf die Trainingsstunden mit dem Trainer? Sind Sie hinterher mit sich selbst zufrieden?
- Konzentriert sich der Trainer auf Ihre Übungen oder versucht er, Ihnen zusätzliche Produkte und Dienstleistungen zu verkaufen?
- Kann der Trainer das Programm an Ihre Fortschritte anpassen?
- Haben Sie das Gefühl, Fortschritte zu machen und die gesteckten Ziele zu erreichen?

Was kostet das?

Man muß kein Filmstar sein, um sich einen persönlichen Trainer leisten zu können! Eine Stunde kostet ab 100 DM, wenn Sie im Fitness-Center trainieren, und 125 bis 175 DM, wenn der Trainer zu Ihnen nach Hause kommt. Ein Trainer, der die Prominenz bedient, verlangt ab 350 DM.

Einige Möglichkeiten, um Geld zu sparen:

- Erkundigen Sie sich nach einem Mengenrabatt, wenn Sie mindestens sechs Stunden nehmen wollen.
- Fragen Sie den Trainer, ob Sie eine Minigruppe bilden dürfen. Trommeln Sie dann einige Freundinnen zum Training zusammen und teilen Sie sich die Gebühr.
- Nehmen Sie nur in kritischen Phasen eine Trainerstunde – wenn Sie die Übungen lernen, wenn Probleme auftauchen oder alle sechs Monate zur Kontrolle.

Krafttraining an Geräten

Vieles von dem, was Sie in diesem Buch gelesen haben – was beim Gewichtheben im Körper passiert, wie man sich selbst motiviert und zum Durchhalten bewegt – gilt für jedes Krafttraining, unabhängig von der Ausrüstung. Die einzelnen Übungen unterscheiden sich jedoch. Die Kraftraumversion meines Programms besteht aus zehn Übungen – acht an Geräten und zusätzlich Zehen- und Fersenstand aus dem Heimprogramm. So werden die Hauptmuskeln in Armen, Beinen, Rücken und Bauch gestärkt.

Die folgenden Anleitungen sind allgemein gehalten, da es die Zielsetzung dieses Buchs überschreiten würde, alle Geräte zu beschreiben. Anfangs brauchen Sie individuelle Betreuung durch einen Fitness- oder persönlichen Trainer, um den Umgang mit den Geräten richtig zu erlernen.

Die ersten Schritte

Machen Sie ein oder zwei Termine mit einem Trainer aus. Erzählen Sie ihm, daß Sie dieses Programm machen möchten und anfangs Hilfestellung benötigen. In diesen Trainingsstunden sollte folgendes geklärt werden:

Welche Geräte Sie brauchen

Wenn die hier vorgeschlagenen Geräte im Kraftraum nicht angeboten werden – oder die vorhandenen Geräte nicht passend sind –, bitten Sie den Trainer um Alternativvorschläge. Entwerfen Sie ein Programm, das für Ihren Kraftraum geeignet ist. Arm- und Beinübungen sollte man im Wechsel machen, um nicht zu schnell zu ermüden – doch das ist nicht zwingend.

Einstellung der Geräte und richtige Ausführung der Übungen

Da Krafttrainingsgeräte so gemacht sind, daß sie Sie in einer bestimmten Haltung fixieren, ist es sehr wichtig, die Bank, die Polster und andere veränderliche Elemente exakt einzustellen. Notieren Sie sich die Einstellungen, um sie nicht zu vergessen! Zögern Sie nie zu fragen, wenn Sie nicht sicher sind, wie Sie eine Übung ungefährlich und effektiv ausführen.

Der Widerstand – die Stärke wählen

Der Trainer erklärt Ihnen, wie man den Widerstand einstellt. Wenn Sie mit Gewichtsblöcken arbeiten, die in 5- bis 10-kg-Stufen verstellbar sind, fragen Sie nach, wie Sie spezielle Zusatzgewichte von 1 bis 2,5 kg einsetzen können, um sanftere Übergänge zu schaffen.

Die Widerstände an Krafttrainigsgeräten sind zwar meist in Kilogramm oder Pfund ausgewiesen, entsprechen jedoch nicht unbedingt den freien Gewichten. Richten Sie sich daher nach dem Trainingsintensitätssystem (S. 133) und den Instruktionen des Trainers, um herauszufinden, wo Sie beginnen, wann Sie aufstocken und wann Sie ein gutes Trainingsniveau erreicht haben.

NICHT VERGESSEN, BUCH ZU FÜHREN!

Fast alle Fitness-Center bieten Logbücher an, denn es ist wichtig, genau Buch zu führen. Sie werden die Geräte in der Einstellung Ihres Vorgängers vorfinden, nicht in der eigenen. Mit Ihren Notizen können Sie den Sitz, den Widerstand und andere Dinge exakt und effektiv einstellen. Außerdem bietet ein Logbuch natürlich ungemein viel Motivation.

Allgemeine Tips für jedes Training

Wie auch mit den freieln Gewichten sollten Sie zweimal pro Woche mit mindestens einem freien Tag dazwischen trainieren. Jedes Training besteht aus:

- Warm-up: Fünf Minuten leichte aerobe Bewegung wärmen den Körper und bereiten ihn auf das Training vor. Probieren Sie dazu einmal einen Ergometer, ein Steppinggerät oder ein Laufband aus.
- Führen Sie die Übungen langsam durch, und pausieren Sie drei Sekunden zwischen den einzelnen Reps. Versuchen Sie, alle Muskeln in der Pause zu entspannen.
- Zwischen den Sets ein oder zwei Minuten ausruhen. Das zieht etwas Laktose aus den Muskeln, die bei harter Anstrengung die Ursache von Muskelbrennen ist.
- Machen Sie je zwei Sets mit acht Reps.
- Cool-down: Fragen Sie den Fitnesstrainer nach geeigneten Dehnübungen.

Arbeiten Sie nie an einem Krafttrainingsgerät, bevor man Ihnen gezeigt hat, wie man es korrekt benutzt.

Beincurl

Dies ist die Kraftraumversion des Beincurls aus dem Heimprogramm – die Übung, die den Quadrizeps (vorderer Oberschenkelmuskel) stärkt und den Gang festigt.

- **In Position gehen:** Die Rückenlehne so einstellen, daß die Knie knapp über die Kante des Sitzes hinausstehen. Der Mittelpunkt des Kniegelenks sollte sich zusammen mit dem Gelenk des Geräts bewegen können. Die Polster an den Schienbeinen sollten knapp über den Fußgelenken aufliegen, nicht auf den Füßen. Leider lassen sich viele ältere Geräte schlecht für kleine Frauen einstellen. Bitten Sie den Trainer, Ihnen dabei zu helfen, die bestmögliche Einstellung zu finden.
- **Den Widerstand einstellen.**
- **Die Griffe umfassen** oder Hände auf die Oberschenkel legen.
- **1–2–3–Auf:** Langsam die Unterschenkel heben und die Knie aus einem 90°-Winkel in eine möglichst gestreckte Position bewegen.
- **Stop:** Durchatmen.
- **1–2–3–Ab:** Beine langsam in die Ausgangsposition senken.
- **Atempause**.
- **Reps und Sets:** Für ein Set insgesamt acht Reps machen. Ein oder zwei Minuten ausruhen, dann ein weiteres Achterset absolvieren.

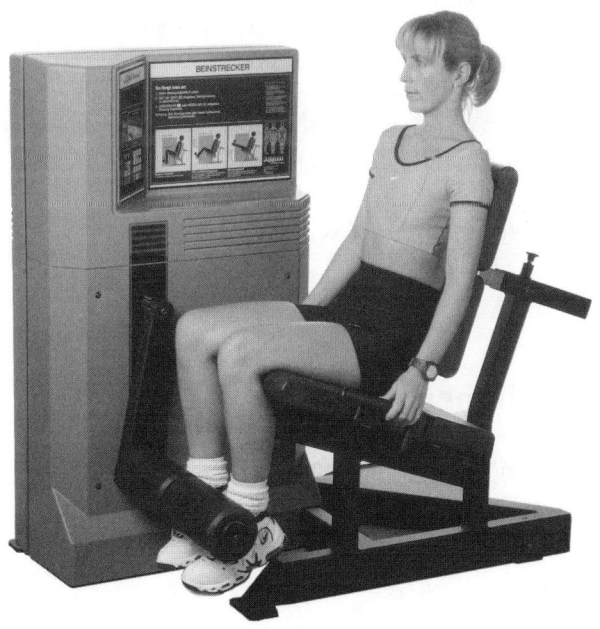

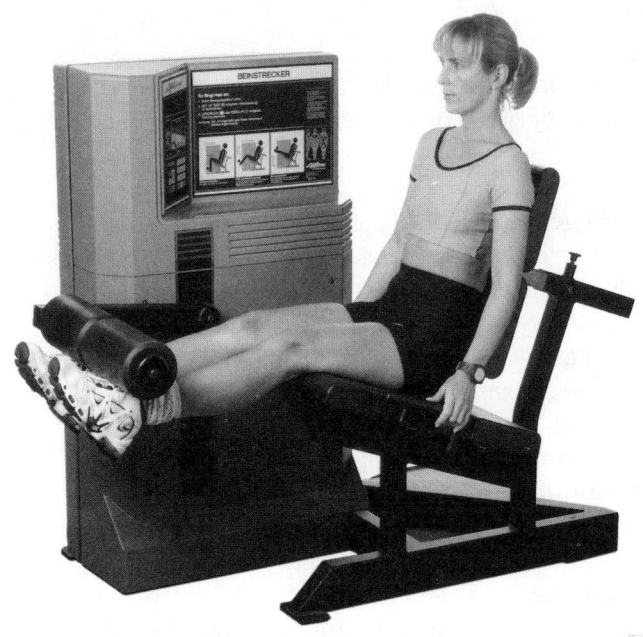

Checkliste:

Die Griffe nicht umklammern – wenn Sie weitere Muskelgruppen beanspruchen, wird der Quadrizeps nicht ausreichend trainiert.

Damit die Übung ihre volle Wirkung entfaltet, müssen die Knie so weit wie möglich durchgedrückt werden. Wenn Sie die Beine nicht ganz strecken können, setzen Sie den Widerstand herab. Je kräftiger und gelenkiger Sie werden, desto weiter können Sie die Beine strecken.

Wenn Sie Knieprobleme haben und die Beine ungleich stark sind, trainieren Sie sie einzeln mit dem jeweils passenden Widerstand.

• Nicht den Atem anhalten.
• Auf Verspannungen achten – und entspannen.

Überkopf-Stemmen

Diese Übung entspricht der gleichnamigen Zusatzübung. Sie kräftigt den Trizeps auf der Rückseite der Oberarme (wichtig für alle Überkopf-Tätigkeiten) und Delta- und Trapezmuskeln im oberen Rückenbereich (wichtig für eine aufrechte Haltung).

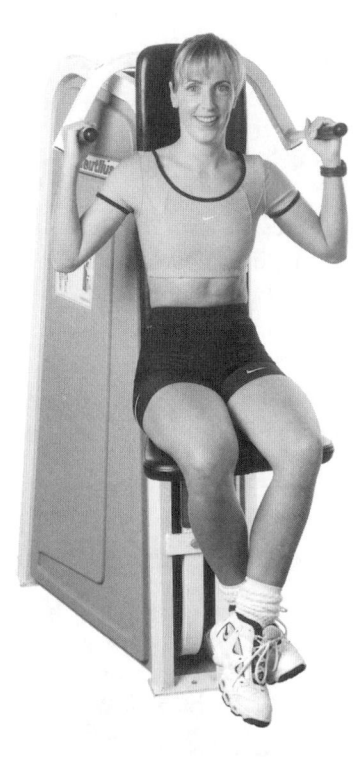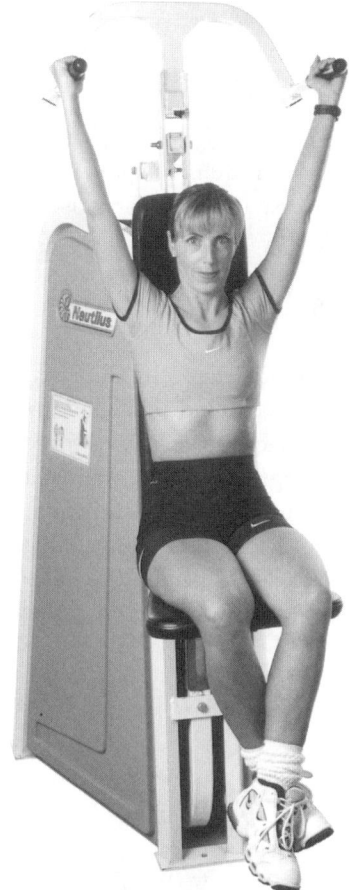

- **In Position gehen:** Die Sitzhöhe so einstellen, daß die Armgriffe auf Schulterhöhe sind. Den Rücken fest und bequem an das Rückenteil lehnen.
- **Den Widerstand einstellen.**
- **Die Griffe umfassen;** Handflächen zeigen nach vorne.
- **1–2–3–Auf:** Langsam die Arme über den Kopf heben, bis sie ganz gestreckt sind.
- **Stop:** Durchatmen.
- **1–2–3–Ab:** Langsam in die Ausgangsposition zurückkehren.
- **Atempause**.
- **Reps und Sets:** Für ein Set insgesamt acht Reps machen. Ein oder zwei Minuten ausruhen, dann ein weiteres Achterset absolvieren.

Checkliste:

Den Rücken während der Übung nicht vom Rückenteil lösen.
- Eine gute Haltung beibehalten.

- Nicht den Atem anhalten.
- Auf Verspannungen achten – und entspannen.

Beidseitige Beinpresse

Diese Übung, die dem Hüftstrecken entspricht, festigt den Po. Gesäßmuskeln (Gluteus maximus) und Quadrizeps werden trainiert. Sie werden den Unterschied bei jeder Bewegung spüren, zu der Sie die Beine gebrauchen.

Achtung: Diese Übung nicht an einem Gerät durchführen, auf dem Sie flach liegen und die Schultern auf Polster stützen. Das würde Wirbelsäule und Schultern zu sehr belasten – und wäre besonders für ältere Frauen und bei Rückenproblemen ein Fehler.

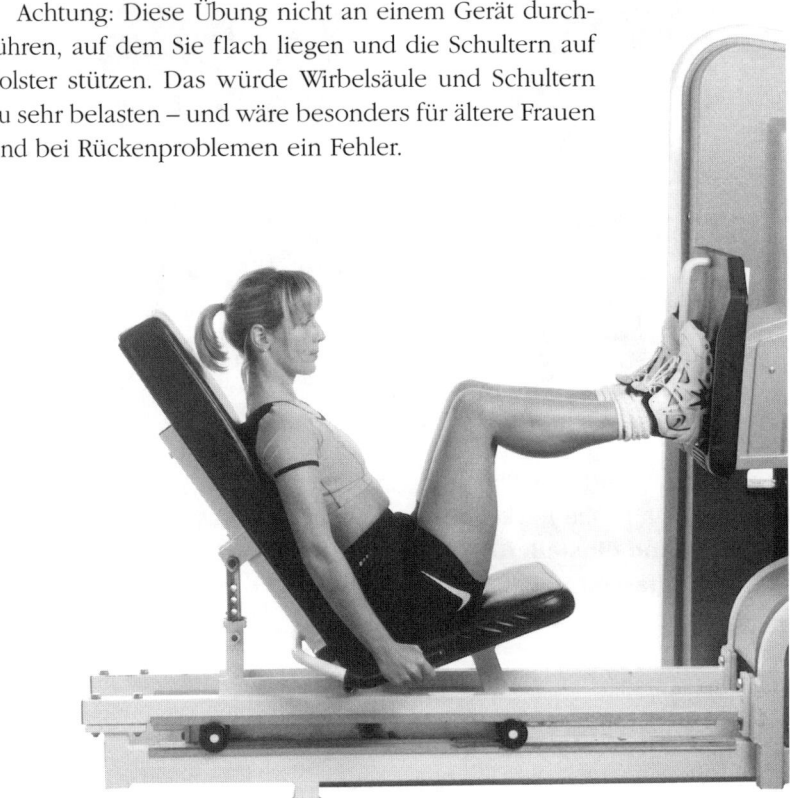

- **In Position gehen:** Auf den Sitz setzen und die Füße auf die Mitte der Polster vor Ihnen stellen. Den Sitz so nah an den Fußpolstern feststellen, daß die Knie einen 90°-Winkel formen. Wenn das unbequem ist, den Sitz zurückschieben und die Beine etwas mehr strecken. Je kräftiger Sie werden, desto mehr können Sie auf den 90°-Winkel hinarbeiten.

- **Den Widerstand einstellen.**
- **Die Griffe umfassen.**
- **1–2–3–Vor:** Langsam mit den Beinen die Fußpolster vom Körper weg-pressen, bis die Knie fast ganz gestreckt sind.
- **Stop:** Durchatmen.
- **1–2–3–Zurück:** Langsam in die Ausgangsposition zurückkehren.
- **Atempause**.
- **Reps und Sets:** Für ein Set insgesamt acht Reps machen. Ein bis zwei Minuten ausruhen, dann ein weiteres Achterset absolvieren.

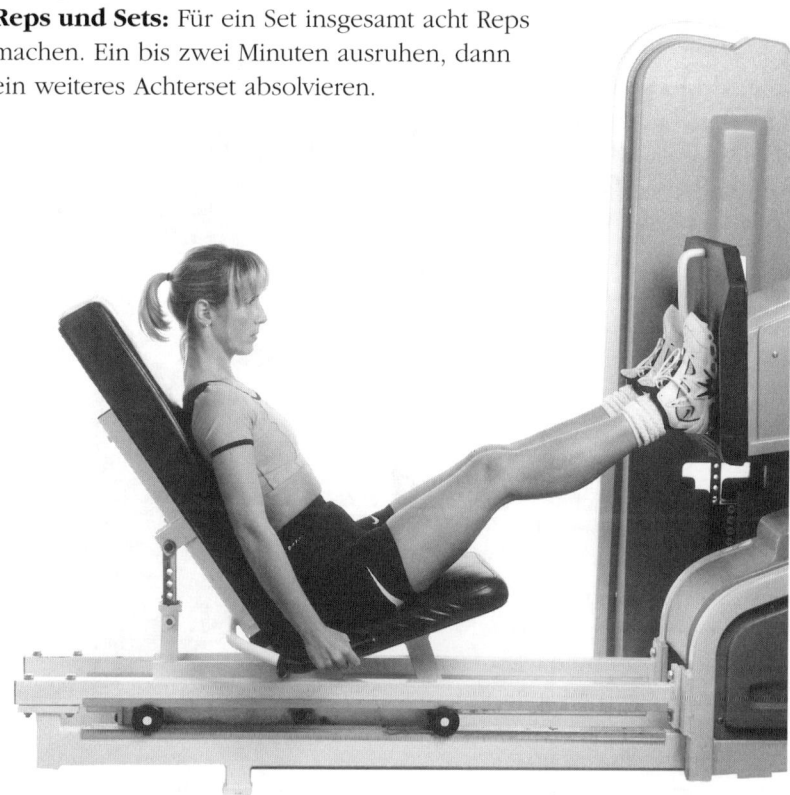

Checkliste:

Wenn Sie in einer Hüfte oder einem Knie ein orthopädisches Problem haben oder Ihre Beine sehr unterschiedlich stark sind, können Sie diese Übung auch mit nur einem Bein ausführen und den Widerstand jeweils passend einstellen.

- Das Atmen nicht vergessen.
- Auf Verspannungen achten – und entspannen.

Seitlicher Überkopfzug

Nichts läßt Sie so alt wirken wie eine schlechte Haltung. Mit dieser Übung, die Bizeps und Rückenmuskulatur (Rauten- und breite Rückenmuskeln) trainiert, bekämpfen Sie das Problem. Außerdem wird die Wirbelsäule dadurch gestärkt. Leider gibt es für diese Übung, die besonders für Frauen sehr wichtig ist, keine Heimversion mit freien Gewichten (höchstens den Klimmzug, wenn man bereits ausreichend fit ist).

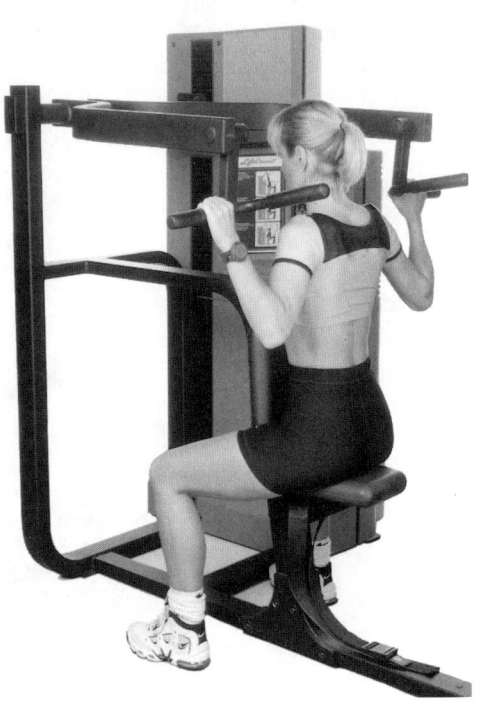

- **In Position gehen:** Mit dem Gesicht zum Gerät hinsetzen, die Füße auf dem Boden und die Stange über dem Kopf. Die Sitzhöhe so einstellen, daß Sie die Stange an beiden Enden bequem fassen können. An manchen Geräten sind Oberschenkelpolster angebracht – diese brauchen Sie erst dann, wenn der Widerstand größer als Ihr Körpergewicht wird.
- **Den Widerstand richtig einstellen.**
- **Die Stange greifen.** Die Handflächen zeigen nach vorn. Körper und Arme formen so ein Y.
- **1–2–3–Ab:** Langsam die Stange herunter und hinter den Kopf ziehen. Den Kopf dazu leicht vorbeugen. Die Stange bis zur Mitte des Nackens ziehen, nicht weiter.
- **Stop:** Durchatmen.
- **1–2–3–Auf:** Langsam die Stange wieder anheben.
- **Atempause**.
- **Reps und Sets:** Ein Set aus acht Reps machen. Ein oder zwei Minuten ausruhen, dann ein weiteres Achterset absolvieren.

Checkliste:

- Sie ziehen nur dann den maximalen Nutzen aus dieser Übung, wenn Sie die Bewegung vollständig durchführen und die Stange bis zur Mitte des Nackens ziehen. Bei Schulter- oder Halswirbelproblemen die Stange vor den Kopf bis zum Kehlkopf ziehen.
- Nicht den Atem anhalten.
- Auf Verspannungen achten – und entspannen.

Vorsicht: Bevor Sie diese Übung machen und die Stange zum Kopf herunterziehen, inspizieren Sie das Gerät gründlich. Kontrollieren Sie, ob alle Drahtseile, Verknüpfungen und Griffe in gutem Zustand sind.

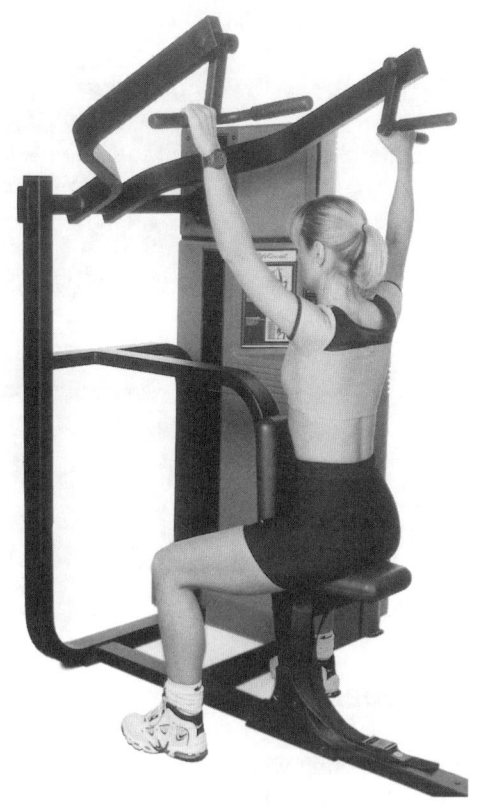

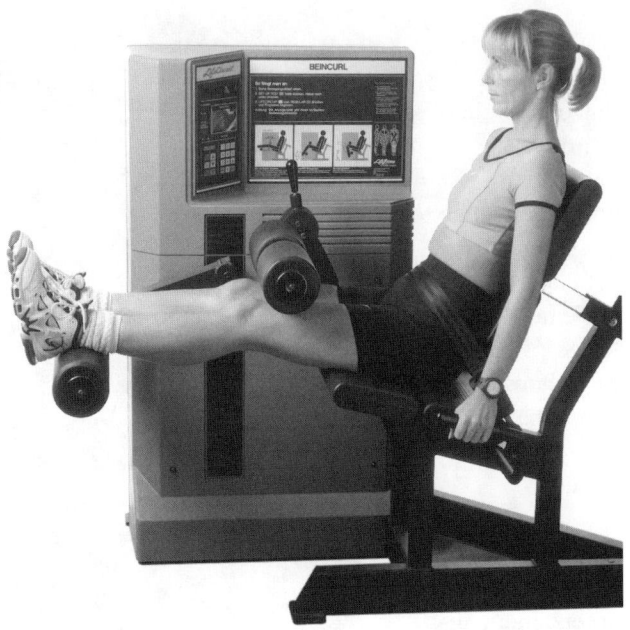

Beinheben

Bei dieser Übung werden die Muskeln auf der Rückseite der Oberschenkel trainiert und geformt. Wenn Ihre Eitelkeit keine ausreichende Motivation ist, bedenken Sie, daß diese Muskeln der Gegenpart zum Quadrizeps sind und zum Ausgleich ebenfalls trainiert werden müssen.

Anmerkung: Diese Übung wird im Sitzen ausgeführt. An manchen Geräten legt man sich dazu jedoch auf den Bauch. Beide Versionen sind geeignet, doch im Sitzen wird der untere Rückenbereich weniger belastet.

- **In Position gehen:** Die Rückenlehne so einstellen, daß die Knie knapp über die Kante des Sitzes hinausstehen. Das Kniegelenk und das Gelenk des Geräts sollten so ausgerichtet sein, daß sie sich gleichzeitig beugen. Die Oberschenkelpolster auf die Oberschenkel, die Knöchelpolster unter den Knöcheln auflegen. Dadurch bleiben die Beine während der Übung in der richtigen Position. Die Knie sollten leicht gebeugt, nicht ganz durchgedrückt sein.
- **Den Widerstand einstellen.**
- **Leicht die Griffe umfassen.**

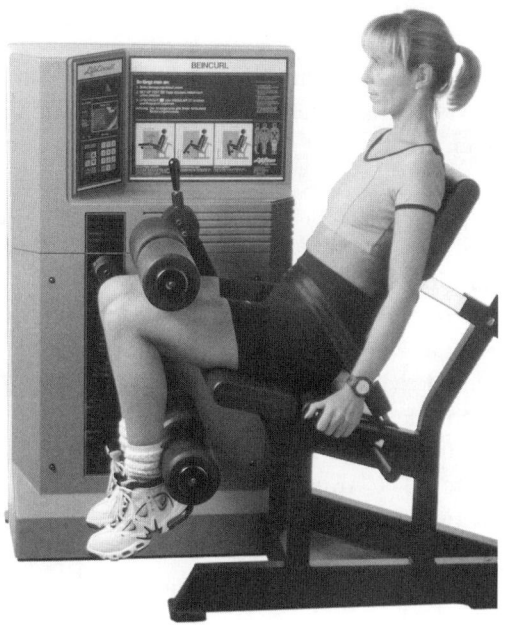

- **1–2–3–Ab:** Langsam die Knie beugen, bis sie einen 90°-Winkel bilden.
- **Stop:** Durchatmen.
- **1–2–3–Zurück:** Langsam in die Ausgangsposition zurückkehren.
- **Atempause.**
- **Reps und Sets:** Für ein Set acht Reps machen. Ein oder zwei Minuten ausruhen, dann ein weiteres Achterset absolvieren.

Checkliste:

- Wenn die Polster drücken, den Trainer um Hilfe bei der richtigen Einstellung bitten.
- Nicht den Atem anhalten.
- Auf Verspannungen achten – und entspannen.

Armcurl

Diese Übung entspricht der gleichnamigen Hantelübung aus dem Heimprogramm. Bei beiden Versionen werden die Oberarme geformt und der Bizeps gestärkt – Muskeln, die man jedesmal gebraucht, wenn man den Arm hebt.

- **In Position gehen:** Die Sitzhöhe so einstellen, daß die Rückseiten der Oberarme bequem auf den Armkissen vor Ihnen aufliegen.
- **Den Widerstand einstellen.**
- **Die Arme gerade nach vorn strecken;** die Rückseiten der Oberarme liegen auf den Kissen. Die Handgriffe umschließen; die Handflächen zeigen dabei nach vorn. Die Ellbogen sollten so ausgerichtet sein, daß sie sich mit dem Gelenk des Geräts beugen.
- **1–2–3–Auf:** Die Hände an die Schultern bringen, indem Sie den Bizeps langsam kontrahieren. Die Arme dürfen sich nur in den Ellbogen beugen; die Oberarme bleiben fest auf den Kissen liegen.
- **Stop:** Durchatmen.
- **1–2–3–Ab:** Langsam in die Ausgangsposition zurückkehren.
- **Atempause**.
- **Reps und Sets:** Ein Set aus insgesamt acht Reps machen. Ein bis zwei Minuten ausruhen und ein weiteres Set absolvieren.

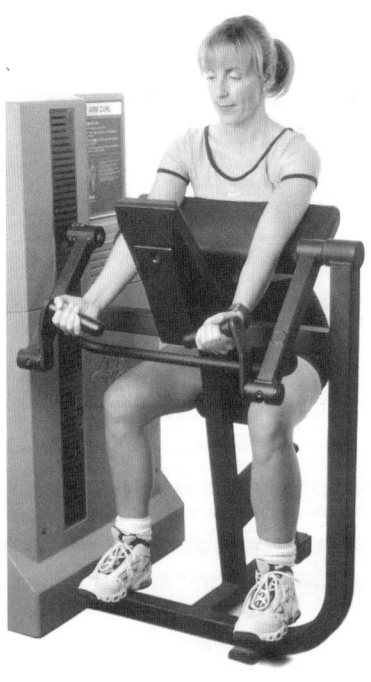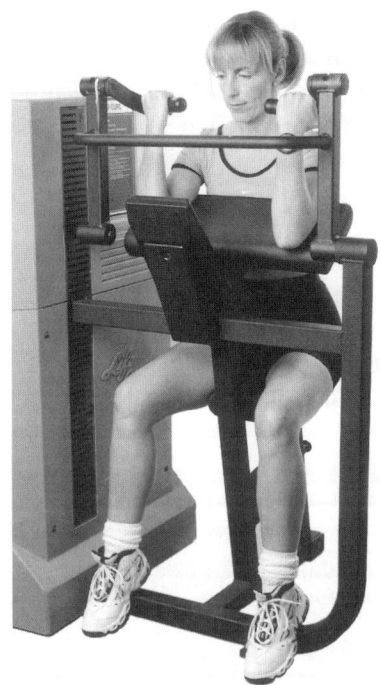

Checkliste:

- Die Ellbogen sind die einzigen Gelenke, die sich während dieser Übung bewegen sollten; die Schultern und der übrige Körper bleiben ruhig.
- Während der Bewegung aufrecht halten.
- Nicht den Atem anhalten.
- Auf Verspannungen achten – und entspannen.

Rückenstrecken

Mit einer guten Haltung wirken Sie größer, jünger, schlanker und selbstbewußter. Bei dieser Übung werden die Rückenstreckmuskeln gestärkt. So fällt es Ihnen leichter, den ganzen Tag eine gute Haltung zu bewahren. Nüchtern betrachtet ist ein kräftiger Rücken selbst beim Heben schwerer Lasten weniger anfällig für Verletzungen. Der Extra-Bonus: Mit dieser Übung halten die Wirbel länger. Gegenüber den Rückenübungen in Kapitel 11, die dieselben Muskeln trainieren, hat die Kraftraumversion den Vorteil, daß man sich nicht hinlegen muß.

Achtung: Bei Rückenproblemen oder -verletzungen in der Vergangenheit erst mit dem Arzt abklären, ob diese Übung für Sie geeignet ist.

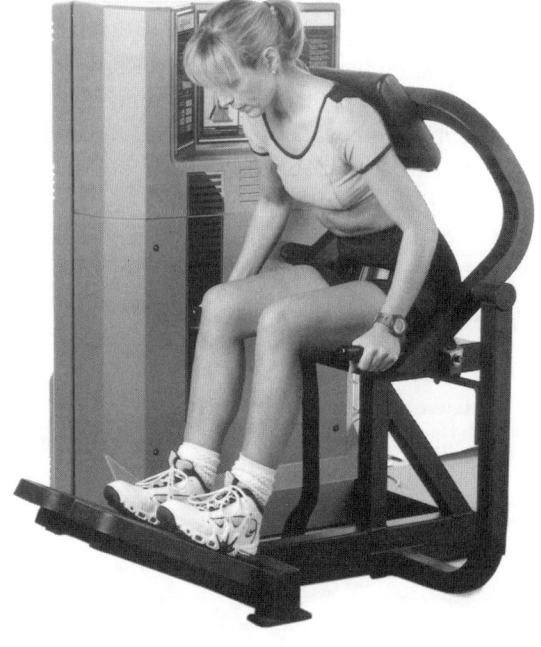

- **In Position gehen:** Mit dem Rücken an der Lehne hinsetzen; dabei nach vorn schauen. Die Haltevorrichtung schließen. (Falls keine vorhanden ist, überspringen Sie die Übung. Es würde zu schwer, die Übung dann richtig auszuführen.)
- **Den Widerstand richtig einstellen.**
- **Die Griffe umfassen** oder die Hände über der Brust kreuzen.
- **1–2–3–Zurück:** Langsam den Rücken nach hinten strecken; den Kopf dabei senkrecht zum Boden hal-

ten. Das Kinn tippt so beim Zurücklehnen leicht auf die Brust.

- **Stop:** Durchatmen.
- **1–2–3–Vor:** Langsam in die Ausgangsposition zurückkehren.
- **Atempause**.
- **Reps und Sets:** Insgesamt acht Reps für ein Set machen. Ein bis zwei Minuten ausruhen, dann ein weiteres Achterset absolvieren.

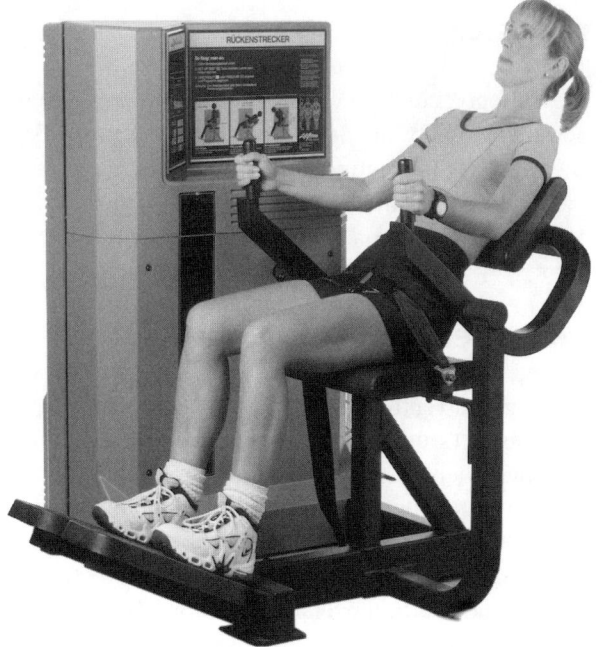

Checkliste:

- Machen Sie sich nichts daraus, wenn Sie den Widerstand viel niedriger einstellen müssen als andere im Kraftraum. Die meisten machen diese Übung nicht richtig: Statt die Rückenmuskeln zu gebrauchen, stemmen sie sich mit den Beinmuskeln gegen die Fußplatten und drücken so den Rücken nach hinten. Zwar arbeiten sie dabei mit hohen Gewichten, aber sie trainieren den Rücken nicht.
- Bei den meisten Frauen sind die Rückenmuskeln unterentwickelt. Erhöhen Sie den Widerstand hier also nur sehr langsam.
- Um Hals und Kopf zu stabilisieren, konzentrieren Sie sich während der ganzen Übung auf einen Punkt in Augenhöhe auf der gegenüberliegenden Wand.
- Gleichmäßig weiteratmen.
- Auf Verspannungen achten – und entspannen.

Bauchcurl

Wenn Sie sich einen flachen, straffen Bauch wünschen, ist diese Übung genau das richtige für Sie. Auch stabilisieren und stützen kräftige Bauch- und Rückenmuskeln die Wirbelsäule. Mit den Kraftübungen in Kapitel 11 erzielen Sie dieselben Erfolge, müssen sich dazu jedoch auf den Boden legen.

Achtung: Bei Rückenproblemen oder Osteoporose fragen Sie erst Ihren Arzt, ob diese Übung für Sie ratsam ist.

- **In Position gehen:** Die Sitzhöhe so einstellen, daß die Brustpolster bequem aufliegen – zwischen Brust und Schlüsselbein.
- **Den Widerstand einstellen.**
- **Die Griffe umfassen.** Nur die Bauchmuskulatur soll trainiert werden; helfen Sie also nicht mit den Händen nach.
- **1–2–3–Ab:** Langsam die Bauchmuskeln anspannen, so daß sich die Schultern zu den Hüften krümmen. Wenn Sie es richtig machen, bewegen sich die Schultern nur 5–8 cm. Andernfalls bitten Sie den Trainer, Sie zu korrigieren. Denn dann setzen Sie vielleicht die Hüftmuskulatur statt der Bauchmuskeln ein – eine Technik, bei der der Rücken Schaden nehmen könnte.
- **Stop:** Durchatmen.
- **1–2–3–Zurück:** In die Ausgangsposition zurückkehren.
- **Atempause.**
- **Reps und Sets:** Für ein Set insgesamt acht Reps machen. Ein oder zwei Minuten ausruhen, dann ein weiteres Achterset absolvieren.

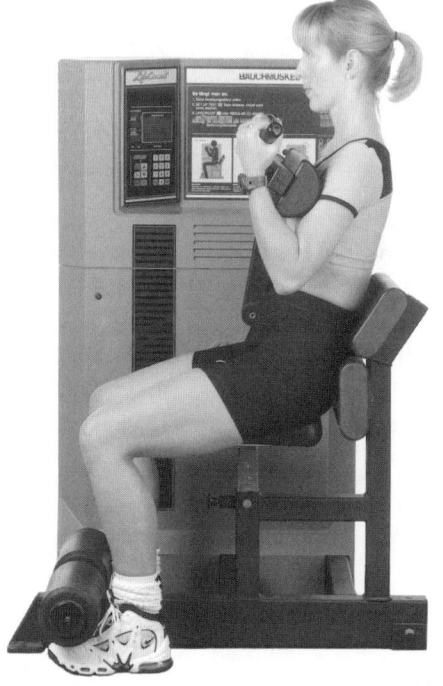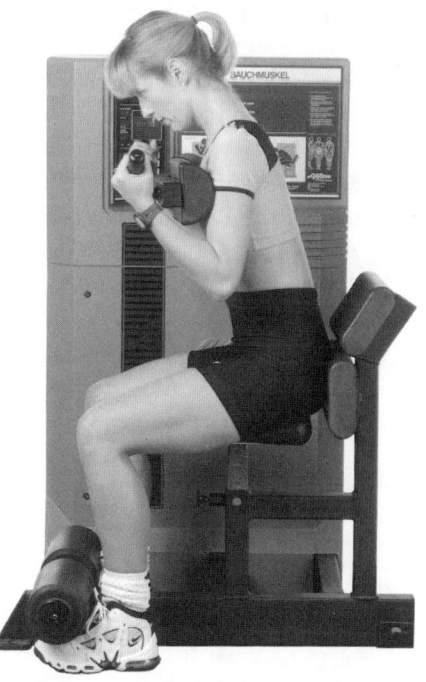

Checkliste:

- Um vor dem ersten Mal ein Gefühl für die Übung zu bekommen, setzen Sie sich auf einen Stuhl und ziehen Sie langsam die Bauchmuskeln zusammen, so daß sich die Schultern auf die Hüften zubewegen. (Vielleicht hilft es, sich den Bauch als Schwamm vorzustellen, der gerade ausgepreßt wird.) Sie werden sehen, daß Sie sich nicht weit vorbeugen, wenn Sie die Bauchmuskeln anspannen.
- Das Atmen nicht vergessen.
- Auf Verspannungen achten – und entspannen.

Zehenstand

Fersenstand

Hierbei handelt es sich um die Übungen für zu Hause (S. 121 und 126). Zwar könnte man dieselben Muskeln auch an Geräten trainieren, doch dann im Sitzen mit stabilisiertem Körper. Insofern verbessern die Kraftraumversionen gegenüber dem freien Zehen- und Fersenstand weder die Balance noch die Koordination.

So machen Sie Fortschritte

Anhand der Grundregeln in Kapitel 9 und mit der Hilfe des Trainers entwickeln Sie Ihr individuelles Programm.

- Bei den ersten Malen, wenn Sie lernen, die Geräte zu benutzen, stellen Sie sie so ein, daß Sie auf der Intensitätsstufe 3 trainieren – und die Gewichte gut bewältigen, über eine längere Zeit hinweg jedoch ermüden würden.
- Erhöhen Sie den Widerstand in der zweiten oder dritten Woche, bis Sie auf Stufe 4 trainieren – und acht Reps gut schaffen, danach aber ausruhen müssen. Erhöhen Sie die Gewichte in den ersten zwölf Wochen jede oder jede zweite Woche. Schneller sollten Sie nicht voranschreiten, denn an Geräten arbeiten Sie gegen einen höheren Widerstand als mit freien Gewichten.
- Wenn Sie stärker werden und die Übungen Ihnen leichter fallen, erhöhen Sie die Gewichte in Abständen, um auf der Intensitätsstufe 4 zu bleiben.

- Nach einem halben bis ganzen Jahr werden Sie nur noch kleine Fortschritte machen. Fragen Sie Ihren Trainer, ob das der richtige Zeitpunkt ist, das Programm umzustellen.

Wenn Sie bereit für mehr sind

Ich habe diese zehn Übungen ausgewählt, weil sie ein vollständiges Krafttraining in nur 40 Minuten ergeben. Nach einem oder zwei Monaten möchten Sie vielleicht mehr. Gut! Dazu sind Sie schließlich Mitglied eines Fitness-Centers. Denken Sie über einen Aerobic- oder Yoga-Kurs nach; probieren Sie Geräte aus, an denen Sie bislang nicht trainiert haben. Am besten besprechen Sie alles mit dem Trainer.

Sie können Ihr Programm auch durch neue Übungen erweitern, um mehr Abwechslung zu haben oder an Ihren Problemzonen zu arbeiten. Einige meiner Lieblingsübungen:

- Hüftstrecken: Trainieren Sie die Muskeln an der Außenseite der Oberschenkel – dieselben, die beim seitlichen Beinheben im Grundprogramm trainiert werden.
- Hüftbeugen: Diese Übung, bei der die Muskeln an der Innenseite der Oberschenkel trainiert werden, ist das Gegenstück zum Hüftstrecken.
- Ruderübung für den oberen Rückenbereich: Diese Rücken- und Schulterübung wirkt sich sehr positiv auf die Körperhaltung aus.
- Butterfly: Hiermit kräftigen Sie die Muskeln an der Vorderseite der Schultern und im oberen Teil der Brust – und straffen so auch Ihren Busen.

KAPITEL

13

Fragen & Antworten

ch habe versucht, Ihre Fragen schon im Text vorwegzunehmen. Wenn mir dabei etwas entgangen sein sollte, hoffe ich, daß Sie die Antworten in diesem Kapitel finden.

Allgemeine Fragen zum Krafttraining

F: Kann ich mit diesem Programm auch abnehmen?

A: Ja. In Verbindung mit einer verringerten Kalorienzufuhr und aerobem Training ist Krafttraining eine hervorragende Methode, Fett und Pfunde zu verlieren. Je mehr Muskelmasse Sie haben, desto aktiver ist Ihr Stoffwechsel. Wenn Sie neben der Diät Krafttraining machen, können Sie also etwas mehr essen. Auch überwindet man Stagnationsphasen bei der Gewichtreduzierung so leichter. Krafttraining nützt auch indirekt, weil aerobes Training dadurch einfacher und angenehmer wird.

GEWICHTE HEBEN, GEWICHT VERLIEREN

Zum Abnehmen eignet sich Krafttraining besser als jeder Appetitzügler! Es hilft nicht nur dabei, Pfunde loszuwerden, sondern formt und strafft den Körper auch. Und so wird's gemacht:

- Setzen Sie Ihre Nahrungszufuhr so fest, daß Sie allmählich abnehmen, nicht mehr als ein bis zwei Pfund pro Woche. Sonst verlieren Sie neben dem Fett auch Muskelmasse, nehmen weniger Nährstoffe auf, bekommen Heißhunger und riskieren, später wieder zuzunehmen.
- Kurbeln Sie Ihren Stoffwechsel mit Krafttraining an. Natürlich gibt es auch Nebenwirkungen – mehr Kraft, eine höhere Knochendichte und ein verbessertes Balancevermögen. Welche Pille kann das schon bieten?
- Mit aerobem Training verbrennen Sie zusätzlich Kalorien und verbessern Ihre Herz-Kreislauf-Fitness. Wenn Ihnen das keinen Spaß macht – bei Übergewicht kann es schmerzhaft und unangenehm sein –, versuchen Sie es nach ein oder zwei Monaten Krafttraining erneut. Nicht aufgeben! Sport ist sehr wichtig für die Gesundheit und fällt Ihnen leichter, wenn Sie mehr Kraft haben.

F: **Kann ich auch während der Schwangerschaft trainieren?**

A: Obwohl werdende Mütter ausdrücklich ermuntert werden, leichten bis mittelschweren Sport zu treiben, ist damit kein Krafttraining gemeint. In der Schwangerschaft lockern sich die Gelenke in Vorbereitung auf die Geburt – daher rate ich Ihnen davon ab, in der Schwangerschaft mit dem Programm zu beginnen. Wenn Sie schon vor der Empfängnis trainiert haben, fragen Sie Ihren Arzt, ob es ungefährlich ist, das Training fortzusetzen.

F: **Wie bald nach der Geburt kann ich mit dem Programm anfangen?**

A: Das hängt davon ab, wie schnell sich Ihr Körper erholt. Die meisten Frauen fühlen sich schon einen Monat nach der Geburt wieder fit genug – zur Zeit der

Nachsorgeuntersuchung. Besonders nach einem Kaiserschnitt fragen Sie unbedingt erst Ihren Arzt, ob die Unterleibsmuskulatur ausreichend verheilt ist.

Beginnen Sie auf der Anfängerstufe, selbst wenn Sie vorher bereits trainiert haben. Steigern Sie die Gewichte langsam, alle zwei oder drei Wochen, und achten Sie besonders aufmerksam darauf, wie Sie sich dabei fühlen.

F: Ist dieses Programm auch für Männer geeignet?

A: Ja. Zwar ist ihre Muskelmasse größer als bei Frauen; auch sind ihre Knochen stärker und dichter. Die in Kapitel 9 empfohlenen Einstiegsgewichte sind für sie daher meist zu leicht. Doch es gelten dieselben Grundregeln. Sie können mit angemessenen Gewichten anfangen – mit denen sie eine Übung achtmal machen können, bevor sie sich ausruhen – und nach demselben Muster weitertrainieren wie Frauen.

F: Wäre das Programm auch für Kinder geeignet?

A: Auch Jugendliche profitieren von Krafttraining. Doch wird davor gewarnt, Kinder freie Gewichte oder Geräte benutzen zu lassen. Kinder verletzen sich leichter als Erwachsene, weil sie die Gewichte öfter fallen lassen oder darüber stolpern; auch verlieren sie schneller die Geduld und machen die Übungen zu rasch. Welche Kraftübungen sind also für Kinder geeignet? Zu empfehlen sind Sit-ups, Liegestütze, Klimmzüge, Sprünge aus dem Stand und Bergauflaufen.

F: Ich laufe täglich eine Stunde. Reicht das nicht für die Knochen?

A: Ich wollte, mehr Menschen täten das, was Sie tun! Gehen ist eine sehr gute Übung. Wie andere leichte aerobe Trainingsarten verlängert es das Leben und verringert das Risiko chronischer Erkrankungen. Auch kräftigt es die Knochen – aber nicht ausreichend. In einer früheren Studie beobachtete ich, daß Frauen nach der Menopause in einem Gehprogramm zwar die Knochendichte in der Wirbelsäule bewahrten, nicht jedoch in den Hüften. Krafttraining hingegen wirkt auf Wirbelsäule und Hüftknochen.

F: Ich sitze den ganzen Tag und neige dazu, nach vorn zu sinken. Könnte Krafttraining da helfen?

A: Frauen in sitzenden Tätigkeiten haben oft eine schlechte Haltung und Rückenprobleme – genau wie jene, die im Beruf den ganzen Tag bewegungslos stehen. Übungen, die die Rumpfmuskulatur stärken, schaffen hier Abhilfe – nehmen Sie also die Rücken- und Bauchübungen (S. 155 und 160) in Ihr Programm auf. Wenn Sie einen Schreibtischberuf haben, sollten Sie versuchen, in Ihrer Freizeit möglichst aktiv zu sein – und z.B. in der Mittagspause einen strammen Spaziergang machen.

F: Hilft mir Krafttraining bei anderen Sportarten?

A: Ja – und es reduziert auch die Verletzungsgefahr. Daher machen Leistungssportler auch Krafttraining. Wenn Sie in einer Sportart besonders aktiv sind, denken Sie daran, daß einige Muskeln meist besser in Form sind als andere. Ein Läufer hat z.B. oft gut ausgebildete Beine, aber unterentwickelte Arme; der Schlagarm beim Tennis ist meist muskulös, sein Gegenpart nicht. Daher wird ein Programm, daß Ihre allgemeine Fitness verbessert, Ihnen nützen.

Kurz vor dem Start

F: Was mache ich, wenn mein Arzt mir abrät, ich aber denke, daß ich es kann?

A: Geben Sie Ihrem Arzt dieses Buch, und fragen Sie dann noch einmal. Viele Ärzte kennen unsere Forschungsergebnisse und sind begeistert.

F: Ich weiß nicht, wofür ich mich entscheiden soll, Training mit freien Gewichten oder im Fitness-Center. Was ist besser?

A: Beide Methoden sind sehr effektiv; ich selbst mache beides. Für Sie ist die Version die beste, die Sie bevorzugen – die werden Sie am ehesten durchhalten. Versuchen Sie beides. Sie können auch später immer noch wechseln.

F: Muß ich wirklich immer zwei gleich schwere Hanteln kaufen?

A: Zwar können Sie die Übungen auch immer nur mit einer Hantel und einer Fußmanschette machen, doch dann würde das Training doppelt so lange dauern. Das könnte den Ausschlag geben, ob Sie abbrechen oder weitermachen. Kaufen Sie besser die vollständige Ausrüstung und sparen Sie an anderer Stelle – siehe die Vorschläge hierzu in Kapitel 6.

F: Warum kann ich die Gewichte nicht selbst basteln? In einer Zeitschrift habe ich eine Anleitung dazu gesehen.

A: Das hat zwei Gründe. Der erste ist Ihre Sicherheit. Irgendwelche Gefäße sind nicht für das Krafttraining gedacht. Oft ist der Inhalt nicht ausbalanciert, und der Behälter kann brechen. Zum anderen lassen sich selbstgemachte Gewichte nicht so leicht kalibrieren, und es ist viel schwieriger, allmählich Fortschritte zu machen – doch nur dann verläuft das Training schmerzfrei und sicher.

F: Ich möchte ein gebrauchtes Trainingsgerät kaufen – haben Sie einen Tip für mich?

A: Probieren Sie es zunächst aus. Achten Sie auf den Wartungszustand, und ob es zu Ihrer Körpergröße paßt. Finden Sie den Neupreis heraus, um sicherzugehen, daß der Preis angemessen ist. Kapitel 6 bietet allgemeine Kauftips.

F: Kann ich Heim- und Kraftraumtraining kombinieren?

A: Ja. Viele verschaffen sich so Abwechslung. Doch Sie werden sehen, daß Sie zu Hause und im Kraftraum selbst bei ähnlichen Übungen verschiedene Gewichte heben, da Sie jeweils mit unterschiedlicher Ausrüstung arbeiten.

Wenn Sie bereits nach diesem Programm trainieren

F: Kann ich erst je ein Set von jeder Übung machen und dann alles wiederholen, oder muß ich immer gleich beide Sets machen?

A: Ich rate Ihnen, gleich beide Sets zu machen, bevor Sie zur nächsten Übung übergehen. Frauen passiert es sonst oft, daß sie nie zum zweiten Set kommen: Das Telefon klingelt, ein Kind hat eine Frage – und sie brechen das Training ab.

F: In anderen Büchern und Zeitschriften wird zu einem Set mit zwölf Reps geraten. Kann ich ein Zwölferset statt zwei Achtersets trainieren?

A: Die optimale Mischung von Sets und Reps ist umstritten. Die meisten Experten sind der Meinung, daß man zur Kräftigung zwei bis drei Sets von acht bis zwölf Reps machen sollte. Wenn Sie problemlos mehr als zwölf Reps schaffen, trainieren Sie auf zu niedrigem Intensitätsgrad, um merklich kräftiger zu werden. Ich empfehle aus zwei Gründen zwei Achtersets: Zum einen weiß ich aus den Studien, daß diese Methode die Muskeln kräftigt. Zum anderen machen sie das Training wirkungsvoll und praktikabel.

F: Während der Woche bin ich sehr beschäftigt. Kann ich nicht Samstag und Sonntag trainieren?

A: Davon rate ich ab. Um den maximalen Profit aus dem Training zu ziehen, brauchen Sie einen Ruhetag zwischen den Trainingseinheiten. Wenn Sie einmal am Wochenende trainieren, können Sie die zweite Trainingseinheit in drei Teile

NEHMEN SIE GENUG PROTEINE ZU SICH?

Die meisten Menschen nehmen schon über die Nahrung ausreichend Proteine auf. Wenn Sie die Regeln der Nahrungspyramide (S. 40) befolgen, brauchen Sie Ihre Proteinzufuhr wegen des Krafttrainings nicht zu erhöhen. Doch manche Menschen sollten der Proteinaufnahme besondere Beachtung schenken:

- **Vegetarier, die keine Eier und Milchprodukte essen (Veganer)**
  Die meisten Menschen nehmen Proteine mit Fleisch, Eiern, Milchprodukten, Bohnen und Getreide zu sich. Veganer, die alle Tierprodukte ablehnen, können zwar über Getreide und Bohnen genug Proteine aufnehmen, müssen das jedoch sorgfältig planen.
- **Menschen mit Eßstörungen**
  Menschen, die sich selbst aushungern oder eß-brech-süchtig sind, nehmen oft nicht genug Proteine auf (oder verdauen sie nicht). Auch eine strenge Diät, bei der man entweder sehr wenige Kalorien oder nur einzelne Lebensmittel wie z.B. Grapefruit zu sich nimmt, liefert unter Umständen nicht ausreichend Proteine.
- **Ältere Menschen**
  Etwa ein Viertel der Menschen über 75 leidet an Proteinmangel. Einige haben körperliche oder seelische Probleme, die ihre Eßgewohnheiten beeinflussen; andere ernähren sich ungesund oder können sich eine gesunde Ernährung nicht leisten.

aufsplitten – Arme, Beine, Fersen- und Zehenstand – und sie während der Woche einschieben. Wenn es gar nicht anders geht, trainieren Sie Samstagmorgen und am Sonntagabend, damit der Körper möglichst lange ausruht.

F: Wie lange sollte ich nach dem Essen mit dem Training warten?

A: Am besten warten Sie so lange, bis Sie sich nicht mehr ganz so satt fühlen; in der Regel heißt das eine Stunde oder etwas länger. Andererseits ist es schwer, auf nüchternen Magen zu trainieren – wenn Sie hungrig sind, werden Sie nur ans Essen denken.

F: Kann man zuviel trainieren?

A: Ja. Man kann sich zuviel abverlangen. Ein Anzeichen dafür sind Muskeln, die sich tagsüber schwer und müde anfühlen – so sollte es nicht sein. Trainieren Sie dieselben Muskeln nie öfter als dreimal pro Woche, sonst werden sie anfälliger für Verletzungen. Ihre Muskeln brauchen Zeit zum Ausruhen und zur Regeneration – auch werden sie erst dadurch wirklich kräftiger.

F: Ich möchte gern Aerobic und Krafttraining machen – wie kann ich beides kombinieren?

A: Es wird empfohlen, fünf- oder sechsmal pro Woche 30 Minuten Aerobic zu machen. Halten Sie jede Woche einen Ruhetag, um Ihrem Körper Zeit zum Ausruhen und zur Regeneration zu geben. Sie können zwei- oder dreimal pro Woche das volle Krafttrainingsprogramm anschließen oder jeden Tag einige Übungen machen – Hauptsache, Sie trainieren nicht dieselben Muskeln an aufeinanderfolgenden Tagen. Am besten machen Sie zuerst Ihr Aerobic-Programm, um die Muskeln für das Krafttraining aufzuwärmen.

F: Rechts kann ich beim Armcurl problemlos 6 kg heben, doch mit dem linken Arm schaffe ich es kaum. Sollte ich rechts ein schwereres Gewicht nehmen oder lieber abwarten, daß der linke Arm aufholt?

A: Steigern Sie das Gewicht rechts langsam – jede zweite Woche. Doch da es besser ist, mit beiden Armen gleich stark zu sein, erhöhen Sie das Gewicht für den linken Arm wöchentlich, damit er aufholen kann.

F: Manchmal zittern meine Muskeln beim Training. Muß ich mir deswegen Gedanken machen?

A: Nein – das heißt nur, daß Ihre Muskeln intensiv trainiert werden. Am ehesten zittern sie dann, wenn Sie kurz zuvor das Gewicht erhöht haben, und zwar erst nach einigen Reps. Da Muskelzittern nur dann auftritt, wenn die Gewichte eine Herausforderung darstellen, achten Sie darauf, nicht zu schnell voranzuschreiten: Sie sollten das jeweilige Gewicht achtmal problemlos heben können.

F: Beim Beincurl höre ich seltsame – mahlende, knackende – Geräusche im Knie. Was bedeutet das?

A: Mahlende Geräusch entstehen, wenn sich der Knorpel am Ende eines Knochens im Gelenk mit dem Knorpel eines anderen Knochens reibt. Bei Osteoarthritis oder früheren Knieverletzungen tritt dies am häufigsten auf. Solange Sie beim Training keine Schmerzen verspüren, können Sie dies unberücksichtigt lassen und weitertrainieren.

Ein Knacken deutet darauf hin, daß sich ein Band oder eine Sehne – Bindegewebe, das am Knochen befestigt ist – um das Gelenk gewickelt hat. Meist geschieht das beim ersten Rep. Wenn es nicht weh tut, machen Sie sich keine unnötigen Sorgen.

Problemlösung

F: Ich möchte dieses Programm sehr gerne befolgen, bin aber sehr beschäftigt. Oft vergehen zwei Wochen ohne Training. Was soll ich tun?

A: Das ist ein häufiges Problem. Am besten machen Sie das Training zum Bestandteil Ihres Wochenplans. Eine Möglichkeit wäre, mit einer Freundin einen festen Termin zum Trainieren auszumachen. Eine andere, während einer Fernsehsendung zu trainieren, die Sie nie verpassen. In Kapitel 10 finden Sie weitere Vorschläge.

F: Beim Armcurl und Stehend rudern komme ich rasch voran, doch bei der Überkopf-Trizepsübung konnte ich seit Wochen das Gewicht nicht erhöhen. Was kann ich tun?

A: Lassen Sie sich nicht entmutigen! Den meisten Frauen geht es mit dieser Übung so. Machen Sie nur weiter, denn der Muskel wird dabei trotzdem kräftiger. Nach zwei Monaten könnten Sie die Übung gegen das Überkopf-Stemmen eintauschen (siehe Kapitel 11). Damit machen Sie wahrscheinlich schneller Fortschritte.

„Beim Mitzählen komme ich aus dem Takt"

Sarah war erstaunt darüber,
daß das zum Problem wurde:

Plötzlich kann ich nicht mehr bis acht zählen. Bei den Übungen mit Seitenwechsel komme ich völlig durcheinander, weil ich die andere Seite immer als neuen Rep zähle. Wenn ich die Reps an den Fingern abzähle, vergesse ich immer, ob ich den Daumen mitgezählt habe oder nicht.

Es passiert schnell, daß man aus dem Takt kommt, besonders wenn man zu mehreren trainiert und sich nebenher unterhält. Das ist kein ernstes Problem – Ihr Körper merkt den Unterschied kaum, wenn Sie ab und zu sieben oder neun Reps statt der empfohlenen acht machen. Doch hier einige Tricks:

- Laut mitzählen: So bleiben Sie im Takt und stellen sicher, daß Sie regelmäßig atmen.
- Zählen Sie an den Fingern ab: Wählen Sie eine Methode und halten Sie sich daran. Ich zähle mit vier Fingern pro Hand und zähle sie für ein Set zweimal ab.
- Wechseln Sie sich ab: In einer Gruppe kann einer mitzählen, während sich die anderen unterhalten.

F: Den Fersenstand schaffe ich partout nicht.

A: Diese Übung fällt Frauen sehr schwer. Wenn Ihre Fußknöchel dafür nicht stark und gelenkig genug sind, arbeiten Sie zunächst an der Gelenkigkeit. Statt auf Stufe 1 einzusteigen, machen Sie die Übung erst im Sitzen. Setzen Sie sich auf den Stuhl, die Füße flach auf dem Boden. Beugen Sie die Knöchel und heben Sie die Zehen so weit wie möglich vom Boden. Nach einigen Wochen können Sie es dann mit Stufe 1 versuchen. Anfangs heben Sie vielleicht nicht mehr als die Zehen. Doch mit etwas Ausdauer werden die Knöchel kräftiger und Sie schaffen den vollen Fersenstand.

F: **Die 2,5-kg-Hantel ist keine echte Herausforderung mehr, doch mit der nächstschwereren Hantel von 4 kg schaffe ich noch nicht alle Reps. Gibt es da eine Lösung?**

A: Schaffen Sie sich einen allmählichen Übergang. Machen Sie das erste Set mit 2,5 kg und das zweite mit 4 kg. Wenn das immer noch nicht funktioniert, legen Sie sich eine 3- oder 3,5-kg-Hantel zu, um den Übergang zu schaffen.

F: **Ich trainiere gemeinsam mit einer gleichaltrigen Freundin. Doch sie macht viel raschere Fortschritte, und ich verliere langsam den Mut.**

A: Halten Sie durch! Konzentrieren Sie sich auf Ihre Fortschritte. Auf welcher Trainingsstufe Sie einsteigen und wie schnell Sie vorankommen, hängt von Ihrem anfänglichen Fitnessgrad, Ihrem Gesundheitszustand und anderen Faktoren ab. Ich wette, Sie und Ihre Freundin werden irgendwann denselben Punkt erreichen, auch wenn es bei Ihnen etwas länger dauert.

Wenn Sie gesundheitliche Probleme haben

Finden Sie mit Hilfe des ABT (S. 98) heraus, ob Sie grünes Licht von Ihrem Arzt benötigen, um mit diesem Trainingsprogramm zu beginnen. Die Übungen wurden für ältere Männer und Frauen entwickelt und sind für nahezu jeden risikofrei – selbst für Menschen mit chronischen, aber stabilen Leiden. Dennoch sollten Sie bei gesundheitlichen Problemen besonders vorsichtig sein:

- Besprechen Sie das Programm zuerst mit Ihrem Arzt, so daß Sie es an Ihre Bedürfnisse anpassen können.
- Seien Sie übervorsichtig: Fangen Sie auf Stufe 1 an und erhöhen Sie die Gewichte nur alle zwei oder drei Wochen statt wöchentlich. Hauptsache, Sie machen Fortschritte – ganz gleich, wie langsam.
- Hören Sie auf Ihren Körper – beachten Sie dazu das Thema „guter" und „böser" Schmerz auf S. 143.

„Ich leide unter Rückenschmerzen."
Sprechen Sie mit Ihrem Arzt. Meistens profitiert man auch bei Rückenschmerzen von diesem Training.

Beginnen Sie auf der Anfängerstufe (S. 131), und steigern Sie sich nur allmählich. Achten Sie beim Training speziell auf eine gute Haltung. Transportieren Sie die Gewichte besonders vorsichtig.

„Ich habe Osteoporose."

Dieses Übungsprogramm wurde speziell für Menschen mit diesem Problem entwickelt. Für die meisten Frauen ist es nicht nur ungefährlich, sondern auch von Vorteil. Sprechen Sie jedoch unbedingt mit Ihrem Arzt über eventuelle Besonderheiten Ihrer Krankengeschichte. Fangen Sie mit 0,5-kg-Gewichten an, und steigern Sie sich nur alle zwei oder drei Wochen. Wenn die Muskeln kräftiger werden, werden auch die Knochen stärker, doch das dauert länger. Wenn Sie Rücken und Bauch trainieren wollen, fragen Sie Ihren Arzt. Vielleicht schlägt er geeignetere Übungen vor.

„Ich habe eine Mastektomie hinter mir."

Eine Mastektomie ist auch ohne Wiederaufbau ein größerer Eingriff. Vielleicht sind Muskelteile und Lymphknoten entfernt worden. Sprechen Sie nach sechs Monaten mit Ihrem Arzt über das Programm.

Auch wenn Ihre Mastektomie länger zurückliegt, gehen Sie das Programm vorsichtig an. Wurde bei der Operation in das Lymphsystem eingegriffen, könnten sich beim Krafttraining Ödeme bilden – Wassereinlagerungen. Fangen Sie zunächst ohne Gewichte an und erhöhen Sie sie allmählich. Statt auf Intensitätsstufe 4, beginnen Sie mit Stufe 3 (S. 133). Verringern Sie die Gewichte, sobald Sie ein Brennen, eine Schwellung oder andere Veränderungen in Brust, Schultern oder Armen auf der gerade trainierten Seite wahrnehmen. Wenn der Körper positiv reagiert, gehen Sie zu Stufe 4 über.

„Ich habe Arthritis."

Mein Kollege Dr. Ronenn Roubenoff hat die Auswirkungen von intensivem Krafttraining auf Patienten mit rheumatoider Arthritis studiert: Nach zwölf Wochen waren sie kräftiger und die Schmerzen verringert. Hier einige Tips für Menschen mit rheumatoider Arthritis oder Osteoarthritis:

- Trainieren Sie kein geschwollenes, schmerzendes Gelenk. Versuchen Sie es nach einigen Tagen erneut.
- Trainieren Sie unterhalb Ihrer Schmerzgrenze. Schreiten Sie langsam voran.
- Wenn es Ihnen schwerfällt, die Hanteln zu halten, benutzen Sie Handgelenksmanschetten – sie sind in Sportgeschäften erhältlich.

„Ich habe ein künstliches Gelenk."

Wenn Sie eine Knie- oder Hüftprothese tragen, warten Sie, bis Ihr Arzt Ihnen grünes Licht gibt. Die meisten Patienten können schon sechs Monate nach der Operation mit dem Krafttraining beginnen. Allerdings kann es sein, daß Sie die Übungen mit Hilfe des Krankengymnasten abändern müssen.

„Ich habe Herz-Kreislauf-Probleme."

Meine Kollegen haben Herzpatienten beim Krafttraining überwacht und herausgefunden, daß diese Übungen ungefährlich und vorteilhaft sind. Wenn Sie wegen eines Herzleidens oder hohen Blutdrucks in medizinischer Behandlung sind, holen Sie vor Aufnahme des Trainings erst ärztlichen Rat ein. Und: Weil der Blutdruck beim Luftanhalten in die Höhe schnellt, ist es für Sie ganz besonders wichtig, während der Übungen regelmäßig zu atmen.

„Ich habe Diabetes."

Mehrere Studien haben gezeigt, daß Krafttraining besonders für Diabetiker gut ist: Die Muskeln reagieren dann besser auf Insulin. So sinkt der Insulinbedarf; der Blutzucker bleibt besser unter Kontrolle. Als Diabetikerin sollten Sie das Programm erst mit Ihrem Arzt durchsprechen. Wie bei jeder neuen körperlichen Belastung sollten Sie Ihre Glukosewerte genau verfolgen. Als weitere Vorsichtsmaßnahme sollten Sie beim Training unbedingt regelmäßig atmen, um den Druck in den Blutgefäßen nicht zu erhöhen.

LEIDEN SIE AN EINER HERNIE? AN HÄMORRHOIDEN? AN EINEM GLAUKOM?

Bei allen diesen Leiden, die durch ein Ansteigen des Blutdrucks verschlimmert werden könnten, holen Sie erst das Einverständnis des Arztes ein, bevor Sie das Training aufnehmen. Gehen Sie vorsichtig vor: Fangen Sie auf der Anfängerstufe an und schreiten Sie langsam voran. Halten Sie während der Übungen nie den Atem an, da sonst der Druck im Körper steigt.

KAPITEL

14

Fortschritte kontrollieren

Die ersten zwölf Wochen eines Krafttrainingsprogramms sind eine besondere Zeit. Man macht sich etwas zur Gewohnheit, das den Verlauf des eigenen Lebens beeinflussen kann. In dieser Phase gewinnt man rasch an Kraft. Ich wollte, ich könnte allein mit Ihnen trainieren, Sie aufmuntern, Ihnen hilfreiche Tips geben – und Ihre Begeisterung über Ihre Fortschritte teilen.

Wenn wir zusammen trainierten, könnten wir über Ihre Fortschritte Buch führen, denn nichts ist aufregender und macht mehr Mut. Um Ihnen dabei zu helfen, das allein zu tun, enthält dieses Buch Wochenpläne.

Es dauert nur wenige Sekunden, sie auszufüllen – ein geringer Zeitaufwand verglichen mit dem Nutzen. Frauen sind oft begeistert von den Fortschritten, die sie in den ersten drei Monaten machen. Oft werden sie ehrgeizig und beginnen, sich kurzfristige Ziele zu setzen.

Diese Pläne helfen Ihnen, in der Zeit zu bleiben. Jede Woche machen Sie zweimal je acht Übungen, und jedes Mal erhöhen Sie bei einer oder mehreren Übungen die Gewichte. Daher vergißt man leicht, bei welcher Übung man gerade bei welchem Gewicht angelangt ist. Das Training dauert nicht so lang, wenn Sie nicht erst innehalten und nachdenken müssen.

1. WOCHE	1. Training Datum:		2. Training Datum:	
	Gew.	Notizen	Gew.	Notizen
Beincurl (8 Reps, 2 Sets)				
Seitliches Beinheben (8 Reps, 2 Sets)				
Hüftstrecken (8 Reps, 2 Sets)				
Armcurl (8 Reps, 2 Sets)				
Überkopf-Trizepsübung (8 Reps, 2 Sets)				
Stehend rudern (8 Reps, 2 Sets)				
	Stufe		Stufe	
Zehenstand (8 Reps, 1 Set)				
Fersenstand (8 Reps, 1 Set)				

1. Woche: Lassen Sie sich bei den ersten beiden Malen mit allem viel Zeit. Lassen Sie sich nicht entmutigen, wenn es zunächst länger als 40 Minuten dauert – bald werden Sie effizienter trainieren.

Diese Dinge sollten Sie sich unbedingt von Anfang an angewöhnen:

- Die Gewichte nur für die einzelnen Übungen aus dem Behälter nehmen.
- Laut mitzählen. Dadurch halten Sie ein gleichmäßiges Tempo und vergessen das Atmen nicht.
- Das Buchführen nicht vergessen!

2. WOCHE	1. Training Datum:		2. Training Datum:	
	Gew.	Notizen	Gew.	Notizen
Beincurl (8 Reps, 2 Sets)				
Seitliches Beinheben (8 Reps, 2 Sets)				
Hüftstrecken (8 Reps, 2 Sets)				
Armcurl (8 Reps, 2 Sets)				
Überkopf-Trizepsübung (8 Reps, 2 Sets)				
Stehend rudern (8 Reps, 2 Sets)				
	Stufe		Stufe	
Zehenstand (8 Reps, 1 Set)				
Fersenstand (8 Reps, 1 Set)				

2.Woche: Erhöhen Sie die Gewichte jedesmal bei jeder Übung um bis zu 0,5 kg (oder gehen Sie Schritt für Schritt zur nächstschwereren Hantel über). Wenn Sie den Übergang schrittweise gestalten, übernehmen Sie sich auch nicht. Etwa die Hälfte aller Frauen, die nach diesem Programm trainieren, bekommt davon in den ersten beiden Wochen leichte Wehwehchen – je weniger fit man anfangs ist, desto wahrscheinlicher hat man auch Muskelkater. Kapitel 10 hält einige Tips bereit, wie man mit Beschwerden umgeht.

3. WOCHE	1. Training Datum:		2. Training Datum:	
	Gew.	Notizen	Gew.	Notizen
Beincurl (8 Reps, 2 Sets)				
Seitliches Beinheben (8 Reps, 2 Sets)				
Hüftstrecken (8 Reps, 2 Sets)				
Armcurl (8 Reps, 2 Sets)				
Überkopf-Trizepsübung (8 Reps, 2 Sets)				
Stehend rudern (8 Reps, 2 Sets)				
	Stufe		Stufe	
Zehenstand (8 Reps, 1 Set)				
Fersenstand (8 Reps, 1 Set)				

3. Woche: Am Ende dieser Woche sollten Sie zumindest annähernd auf der richtigen Intensitätsstufe trainieren: Sie bewältigen problemlos acht Reps einer Übung, müssen sich anschließend jedoch ausruhen.

Vielleicht arbeiten Sie jetzt auch schon ohne die Anweisungen. Das ist gut so. Doch bevor Sie das Buch ganz weglegen, überprüfen Sie bitte noch einmal Ihre Technik. Am besten bitten Sie jemanden, die Anweisungen zu lesen und Sie beim Training zu kritisieren. Wenn das nicht möglich ist, lesen Sie sie selbst noch einmal und korrigieren sich vor dem Spiegel.

Und: Das Atmen nicht vergessen! Mitzählen – wenn auch nur leise – ist die einfachste Methode, da auf Nummer sicher zu gehen.

4. WOCHE	1. Training Datum:		2. Training Datum:	
	Gew.	Notizen	Gew.	Notizen
Beincurl (8 Reps, 2 Sets)				
Seitliches Beinheben (8 Reps, 2 Sets)				
Hüftstrecken (8 Reps, 2 Sets)				
Armcurl (8 Reps, 2 Sets)				
Überkopf-Trizepsübung (8 Reps, 2 Sets)				
Stehend rudern (8 Reps, 2 Sets)				
	Stufe		Stufe	
Zehenstand (8 Reps, 1 Set)				
Fersenstand (8 Reps, 1 Set)				

4. Woche: Wie regelmäßig trainieren Sie?

Wenn Sie das Training nur selten haben ausfallen lassen, herzlichen Glückwunsch! Machen Sie weiter so.

Wenn Sie es geschafft haben, jede Woche einmal zu trainieren, aber selten zweimal, werden Sie trotzdem auf jeden Fall kräftiger. Versuchen Sie, Ihren Terminkalender so einzurichten, daß Sie zweimal trainieren können. Überlegen Sie, an welchem Tag und zu welcher Uhrzeit es am ehesten ginge.

Wenn Sie das Training des öfteren geschwänzt haben, lassen Sie sich nicht entmutigen. Finden Sie die Ursache heraus, und versuchen Sie, das Problem zu lösen. Kapitel 10 leistet Ihnen dabei Hilfestellung.

5. WOCHE	1. Training Datum:		2. Training Datum:	
	Gew.	Notizen	Gew.	Notizen
Beincurl (8 Reps, 2 Sets)				
Seitliches Beinheben (8 Reps, 2 Sets)				
Hüftstrecken (8 Reps, 2 Sets)				
Armcurl (8 Reps, 2 Sets)				
Überkopf-Trizepsübung (8 Reps, 2 Sets)				
Stehend rudern (8 Reps, 2 Sets)				
	Stufe		Stufe	
Zehenstand (8 Reps, 1 Set)				
Fersenstand (8 Reps, 1 Set)				

5. Woche: Jetzt sehen Sie die ersten Erfolge. Bei manchen Übungen stemmen Sie bereits das doppelte Gewicht. Viele Frauen fühlen sich auch schon kräftiger und besser. Wenn Sie vorher eher inaktiv waren, merken Sie den Unterschied vielleicht schon im Alltag. Waren Sie vorher bereits relativ fit, spüren Sie wahrscheinlich nur dann etwas, wenn Sie sich besonders fordern – und nach einem langen Dauerlauf nicht mehr so müde sind wie früher.

Nun haben Sie bereis die ersten Hanteln abgelegt. Geben Sie sie doch an jemanden weiter, der Ihnen nahesteht – Ihre Mutter, Ihre Lieblingstante, eine Freundin – und überreden Sie sie, mitzumachen.

6. WOCHE	1. Training Datum:		2. Training Datum:	
	Gew.	Notizen	Gew.	Notizen
Beincurl (8 Reps, 2 Sets)				
Seitliches Beinheben (8 Reps, 2 Sets)				
Hüftstrecken (8 Reps, 2 Sets)				
Armcurl (8 Reps, 2 Sets)				
Überkopf-Trizepsübung (8 Reps, 2 Sets)				
Stehend rudern (8 Reps, 2 Sets)				
	Stufe		Stufe	
Zehenstand (8 Reps, 1 Set)				
Fersenstand (8 Reps, 1 Set)				

6. Woche: Die Hälfte der ersten zwölf Wochen haben Sie geschafft!

Das ist der richtige Zeitpunkt, auch noch anderweitig aktiv zu werden – vielleicht sind Sie das ja bereits. Sie brauchen kein vollständiges Sportprogramm in Angriff zu nehmen. Zu empfehlen und sehr einfach ist das Gehen. Seine Auswirkungen sind dauerhaft und sehr gut für die Gesundheit. Außerdem ist es eine wunderbare Ergänzung zu diesem Programm.

7. WOCHE	1. Training Datum:		2. Training Datum:	
	Gew.	Notizen	Gew.	Notizen
Beincurl (8 Reps, 2 Sets)				
Seitliches Beinheben (8 Reps, 2 Sets)				
Hüftstrecken (8 Reps, 2 Sets)				
Armcurl (8 Reps, 2 Sets)				
Überkopf-Trizepsübung (8 Reps, 2 Sets)				
Stehend rudern (8 Reps, 2 Sets)				
	Stufe		Stufe	
Zehenstand (8 Reps, 1 Set)				
Fersenstand (8 Reps, 1 Set)				

7. Woche: In den ersten zwei Monaten halten die meisten Frauen wegen ihrer raschen Fortschritte durch. Wie ich in Kapitel 2 erklärt habe, liegt das an den frisch aktivierten Nerven. Doch sobald hierbei die Grenze erreicht ist, stellt sich der Erfolg nur noch langsam ein. Um nicht enttäuscht zu sein, müssen Sie nun Ihre Ansprüche herunterschrauben.

Jetzt gehen Sie zur zweiten, nicht minder wichtigen Phase über, in der die Muskeln sich verändern. Sie werden die Gewichte seltener aufstocken – alle zwei oder drei Wochen statt allwöchentlich –, und dennoch passiert viel! Die Muskelzellen vergrößern sich; die Knochen beginnen mit ihrer langwierigen Reaktion auf die Stimulation durch das Krafttraining. Der Fortschritt, den Sie nun machen, ist ein ganz anderer.

8. WOCHE	1. Training Datum:		2. Training Datum:	
	Gew.	Notizen	Gew.	Notizen
Beincurl (8 Reps, 2 Sets)				
Seitliches Beinheben (8 Reps, 2 Sets)				
Hüftstrecken (8 Reps, 2 Sets)				
Armcurl (8 Reps, 2 Sets)				
Überkopf-Trizepsübung (8 Reps, 2 Sets)				
Stehend rudern (8 Reps, 2 Sets)				
	Stufe		Stufe	
Zehenstand (8 Reps, 1 Set)				
Fersenstand (8 Reps, 1 Set)				

8. Woche: Klopfen Sie sich selbst auf die Schulter – zwei Drittel der ersten zwölf Wochen haben Sie hinter sich.

Bringen Sie jetzt ein wenig Abwechslung in Ihr Programm. In Kapitel 11 finden Sie Alternativen zu einigen der acht Grundübungen. (Kontrollieren Sie beim Nachlesen nochmals Ihre Technik.)

Zwei weitere Tips, wenn Sie etwas ändern wollen:

- Fragen Sie eine Freundin, ob sie mitmachen möchte. Es ist nicht schlimm, wenn Sie schon weiter sind – Sie werden dieselben Übungen gleich oft machen.
- Wenn Sie zu Musik trainieren, legen Sie einmal etwas anderes auf.

9. WOCHE	1. Training Datum:		2. Training Datum:	
	Gew.	Notizen	Gew.	Notizen
Beincurl (8 Reps, 2 Sets)				
Seitliches Beinheben (8 Reps, 2 Sets)				
Hüftstrecken (8 Reps, 2 Sets)				
Armcurl (8 Reps, 2 Sets)				
Überkopf-Trizepsübung (8 Reps, 2 Sets)				
Stehend rudern (8 Reps, 2 Sets)				
	Stufe		Stufe	
Zehenstand (8 Reps, 1 Set)				
Fersenstand (8 Reps, 1 Set)				

9. Woche: In der Zwischenzeit hat wohl jeder einmal das Training geschwänzt. Machen Sie einfach weiter und vergessen Sie das. Ein bißchen Schuldgefühl ist gut – es erinnert Sie daran, daß Sie sich etwas vorgenommen haben. Doch mehr als ein bißchen wäre kontraproduktiv. Man beginnt dann, das Programm mit unangenehmen Gefühlen in Verbindung zu bringen; man fängt an, sich schlecht zu fühlen und sich zu fragen: „Was ist mit mir los – warum schaffe ich das nicht?" Daher ist es viel besser, das Ganze positiv zu sehen und sich ab und zu eine Schwäche zu erlauben – solange man hinterher weitermacht.

10. WOCHE	1. Training Datum:		2. Training Datum:	
	Gew.	Notizen	Gew.	Notizen
Beincurl (8 Reps, 2 Sets)				
Seitliches Beinheben (8 Reps, 2 Sets)				
Hüftstrecken (8 Reps, 2 Sets)				
Armcurl (8 Reps, 2 Sets)				
Überkopf-Trizepsübung (8 Reps, 2 Sets)				
Stehend rudern (8 Reps, 2 Sets)				
	Stufe		Stufe	
Zehenstand (8 Reps, 1 Set)				
Fersenstand (8 Reps, 1 Set)				

10. Woche: Im dritten Monat merken viele Frauen, daß enge Kleidungsstücke lockerer sitzen; manche tragen sogar eine kleinere Kleidergröße. Sie halten sich aufrechter und wirken schlanker – auch wenn sie nicht abgenommen haben.

Die acht Grundübungen, die die wichtigsten Muskelgruppen in Armen und Beinen stärken, haben Sie bewältigt. Nun können Sie erwägen, Übungen für zwei weitere bedeutende Muskelgruppen hinzuzufügen: Für Rücken und Unterkörper. Beide sind wichtig für die Gesundheit – und durch diese Übungen wird auch Ihr Bauch flacher (siehe auch Kapitel 11).

11. WOCHE	1. Training Datum:		2. Training Datum:	
	Gew.	Notizen	Gew.	Notizen
Beincurl (8 Reps, 2 Sets)				
Seitliches Beinheben (8 Reps, 2 Sets)				
Hüftstrecken (8 Reps, 2 Sets)				
Armcurl (8 Reps, 2 Sets)				
Überkopf-Trizepsübung (8 Reps, 2 Sets)				
Stehend rudern (8 Reps, 2 Sets)				
	Stufe		Stufe	
Zehenstand (8 Reps, 1 Set)				
Fersenstand (8 Reps, 1 Set)				

11. Woche: Wenn Sie vorher schon aktiv waren, sprühen Sie jetzt wahrscheinlich vor Vitalität. Ihr Gang wird jetzt fester sein und Ihr Aufschlag „umwerfend"; eventuell haben Sie mehr Ausdauer beim Besichtigen von Sehenswürdigkeiten und im Spiel mit Kindern oder Enkeln. Mit Krafttraining können Sie Ihre Lieblingsaktivitäten noch viele Jahre lang verfolgen.

Ich hoffe, mit diesem Programm haben Sie mehr Selbstvertrauen gewonnen, Ihre körperlichen Fähigkeiten erweitert und entdeckt, was Sie alles leisten können. Suchen Sie nun neue Herausforderungen. Nehmen Sie z.B. eine sportliche Betätigung wieder auf, die Ihnen früher viel Freude bereitet hat, oder eine, die Sie immer gereizt hat, die Sie sich aber nie zutrauten.

12. WOCHE	1. Training – Datum:		2. Training – Datum:	
	Gew.	Notizen	Gew.	Notizen
Beincurl (8 Reps, 2 Sets)				
Seitliches Beinheben (8 Reps, 2 Sets)				
Hüftstrecken (8 Reps, 2 Sets)				
Armcurl (8 Reps, 2 Sets)				
Überkopf-Trizepsübung (8 Reps, 2 Sets)				
Stehend rudern (8 Reps, 2 Sets)				
	Stufe		Stufe	
Zehenstand (8 Reps, 1 Set)				
Fersenstand (8 Reps, 1 Set)				

12. Woche: Herzlichen Glückwunsch! Sie haben die ersten zwölf Wochen des Krafttrainingsprogramms abgeschlossen. Jetzt ist es an der Zeit, zurückzublicken und sich vor Augen zu führen, wie weit Sie es gebracht haben.

Vermutlich haben Sie noch andere Veränderungen an sich beobachtet. Die meisten Frauen fühlen sich nach zwölf Wochen Krafttraining wie neu geboren – sie haben mehr Energie und bewegen sich schneller. Einige von ihnen nehmen ab; andere werden schlanker, weil schlaffe Stellen straffer werden. Je schwächer und außer Form Sie anfangs waren, desto sichtbarer sind die Erfolge. Doch viele wichtige Verbesserungen sind nicht sichtbar. Daß Sie nun kräftiger sind als vorher, liegt daran, daß Ihre Muskeln und Knochen vom Training profitiert haben.

Diese Veränderungen kann man ohne aufwendige Untersuchungsmethoden nicht sehen. Doch Sie können sicher sein, daß sie stattgefunden haben.

Nun treten Sie in die nächste Phase ein – den dauerhaften Übergang zu einem körperlich aktiveren Lebensstil. Ich bin überzeugt, daß Sie sich zum Weitermachen motivieren können, weil ich das so oft beobachtet habe. Alle Teilnehmerinnen meiner *JAMA*-Studie waren inaktiv, als sie mit dem Programm begannen. Nach dem Krafttraining waren alle aktiver geworden – und die meisten von ihnen sind es noch, obwohl die Studie längst abgeschlossen ist. Sie berichten, daß sie nun kräftiger sind, als sie es je zuvor waren. In einem Alter, in dem viele ihrer Altersgenossinnen allmählich etwas kürzer treten, haben diese Frauen neue Energie gewonnen und durch das Traing ihre Begeisterung für neue Möglichkeiten entdeckt.

Dieselbe Kraft, Vitalität und Ausdauer wünsche ich Ihnen.

Über die Autorinnen

Dr. Miriam E. Nelson ist beigeordnete Vorsitzende des Human Physiology Laboratory am Jean Mayer USDA Human Nutrition Research Center on Aging an der Tufts University und Assistenz-Professorin an der School of Nutrition Science and Policy. Sie ist Mitglied des American College of Sports Medicine und offiziell als Gesundheits- und Fitness-Leiterin zugelassen. Sie ist Haupt- und Co-Autorin von Forschungsberichten, die in renommierten Fachzeitschriften erschienen sind; darunter auch das *Journal of the American Medical Association* und das *New England Journal of Medicine.* 1994 wurde sie zum *Brookdale National Fellow* ernannt. Dieser angesehene Preis wird jährlich nur fünf- oder sechsmal für besonderes Engagement auf dem Gebiet der Altersforschung verliehen. Mit ihrem Mann und ihren drei Kindern lebt sie in Concord, Massachusetts.

Dr. Sarah Wernick ist preisgekrönte, freiberufliche Autorin und lebt in Brooklyn, Massachusetts. Sie ist spezialisiert auf die Themenbereiche Gesundheit und Familie. Gemeinsam mit Dr. Stanley Turecki hat sie das Buch *Normal Children Have Problems, Too (Bantam, 1994)* geschrieben. Ihre Artikel sind in *Woman's Day, Working Mother, Smithsonian, The New York Times* und anderen Publikationen erschienen. Sie ist verheiratet und hat zwei Kinder.

Die englischsprachige World-Wide-Web-Seite zu *Strong Women Stay Young* finden Sie unter http://www.strongwomen.com

Danksagung

Dieses Buch und die Forschungen, auf denen es basiert, wären ohne die Hilfe vieler Menschen nicht möglich gewesen. Ich möchte ihnen danken und meine besondere Achtung und Dankbarkeit für ihre tatkräftige Hilfe und Unterstützung aussprechen.

Ich werde immer in der Schuld meiner Mentoren stehen – drei herausragenden Wissenschaftlern, die meine Forschung und Laufbahn lenkten:

Dr. William J. Evans, mit dem ich seit 1983 zusammenarbeite, hat alle meine beruflichen Pläne unterstützt und mir die Zuversicht eingeflößt, die ein junger Forscher dringend braucht. Ich bin Bill überaus dankbar für die sorgfältige Durchsicht dieses Manuskripts und seine hilfreichen Anregungen.

Dr. Maria Fiatarone hat mich durch ihre couragierte Forschung ermutigt, mit der sie mit veralteten Mythen über die Leistungsgrenzen älterer Menschen aufräumte. Noch heute folgt meine Forschung ihren Ansätzen.

Dr. Irving Rosenberg reißt mich in seiner Begeisterung für die Wissenschaft immer wieder mit. Irv ermutigt mich, auf meine innere Stimme zu hören und mich auf die Themen zu konzentrieren, die mir wichtig sind.

Auch von den Kollegen an der Tufts University und anderswo habe ich viel gelernt. Besonderer Dank gebührt Dr. Carmen Castaneda-Sceppa, Dr. Christina Economos, Dr. Bess Dawson-Hughes, Dr. Roger Fielding, Dr. Walter Frontera, Dr. Jeanne Goldberg, Dr. Steven Heymsfield, Dr. James Judge, Dr. Christina Morganti, Dr. Richard Pierson, Dr. Susan Roberts und Dr. Ronenn Roubenoff. Roger Fieldings danke ich für seine wertvollen Kommentare zum Thema Gleichgewicht.

Brenda Crawford, Sharon Bortz und Dr. Isaiah Trice trugen mit ihrer technischen und fachlichen Hilfe viel zu meiner Forschung bei. Techniker erhalten selten die Anerkennung, die sie verdienen – und doch ist es ihre Liebe zum Detail, die Forschung erst erfolgreich macht.

Ich danke Dr. Robert N. Butler und meinen Kollegen von der Brookdale Foundation. Die Stiftung unterstützte mich nicht nur finanziell, sondern ermunterte mich auch dazu, meine Laborstudien zu praktischen Anleitungen für die breite Öffentlichkeit umzuarbeiten.

Den Teilnehmerinnen meiner Studien gebührt herzlicher Dank für ihre Bemühungen. Regelmäßig verließen sie ihr Zuhause und kamen ins Tufts-Labor im Zentrum von Boston. Ihr Engagement war begeisternd; was ich von ihnen lernte, geht weit über meine Forschungsergebnisse hinaus.

Ein populärwissenschaftliches Buch zu schreiben war für mich ein Wagnis; dank meiner Kollegen im Verlagswesen wurde es eine wundervolle Erfahrung. Meinen Dank und meine Bewunderung für meine Kollegin Sarah Wernick kann ich kaum in Worte fassen. Nachdem sie meine Studien gelesen hatte, schlug Sarah mir vor, ein Buch zu schreiben, damit alle Frauen die Möglichkeit hätten, von meinen Forschungsergebnissen zu profitieren. Ich danke ihr für ihre Fähigkeit, sowohl meine Vorstellungen und Ideen als auch die Kommentare der Frauen, die an dem Trainingsprogramm teilnahmen, in verständliche Worte zu fassen.

Wendy Weil, meine Agentin, war sofort Feuer und Flamme für das Projekt. Ich bin sehr froh, von ihrer Hilfe und Fachkenntnis profitieren zu dürfen.

Meine Verlegerin Toni Burbank und ihre Partner bei Bantam gaben mir während der Herausgabe des Buchs fruchtbare Anregungen. Unter Tonis kritischer Führung wurde das Buch leserfreundlicher und eine runde Sache – auch hat sie meine Ideen stets unterstützt. Ich bin glücklich, daß ich miterleben durfte, wie aus einem Manuskript ein Buch wurde.

Vier hervorragende Autorinnen – Anita Bartholomew, Sally Wendkos Olds, Pamela Painter und Barbara Sofer – haben die Rohentwürfe meines Manuskripts gelesen. Ihre detaillierten Kommentare waren eine große Hilfe.

Die Kollegen von der Tufts University boten mir unschätzbare Unterstützung.

Meine Forschungsassistentin Jennifer Layne scheute keine Mühen. Sie arbeitete mit mir an den Übungen, diskutierte mit mir über die Motivationsproblematik. Ihre begeisterte Unterstützung gab mir beruflich wie persönlich viel Ansporn. Andrea Nurnberger und Michael Wood kommentierten die Übungen in diesem Buch und trugen unzählige gute Ideen bei. Kristin Baker half mir beim Kapitel über Muskeln, Melissa Allen trug mit mir die Nährwertinformationen zusammen, Dr. Charles Pu beantwortete mir bereitwillig alle Fragen zum medizinischen Aspekt des Programms.

Besonderer Dank gilt dem *Tufts University Diet & Nutrition Letter,* der dazu beitrug, daß meine Studien eine breite Öffentlichkeit erreichten.

Dennis Keiser ein herzliches Dankeschön für die konstruktive Kritik zum Kapitel über Fitness-Center. Sein Unternehmen stellte dem Tufts-Labor kostenlos Fitnessgeräte zur Verfügung, wofür wir sehr dankbar sind.

Charlotte, Lisa, Maxine, Sarah und Ursula danke ich dafür, daß sie Woche für Woche die Heimübungen getestet haben und mir wichtige Anregungen gaben. Die Arbeit mit ihnen war eine der schönsten Seiten des Projekts. Besonderen Dank diesen und anderen Freiwilligen, die ihre persönlichen Beobachtungen in die Studie mit einbrachten: Bea, Bernice, Bonnie, Dorothy, Evelyn, Flora, Jayne, Maida und ihrer Tochter Maida-Lois, Pat und Verna.

Die liebevolle Unterstützung meiner Familie und Freunde hat es mir ermöglicht, diese Forschungen anzustellen und dieses Buch zu schreiben. Besonders möchte ich meinem Mann Kin und unseren Kindern danken, die mich immer wieder an die wirklich wichtigen Dinge im Leben erinnerten.

Register

Action 78, 86
Aerobe Sportarten 37
Aerobic-Kurs 205
Aerobic-Programm 213
Aktivität, körperliche 7
Aktivitätsbereitschaftstest (ABT) 98 f.
Alkohol 50, 71
Allround-Programm 25
Altersbedingte Sensorenschwäche 70
Alterungsprozeß 30
Älterwerden 17
Annäherung 78 f.
Anstrengung richtig einschätzen 132
Antworten 207
Armcurl 115, 136, 179, 214, 220–231
Arthritis 24, 217
Arthritis-Symptome 43
Aufstehen 110
Ausgangspunkt finden 130
Ausgleichbewegungen 67
Ausrüstung 23, 86 f., 97

Balancefähigkeit 20 f.
Basketball 176
Bauchcurl 155, 160, 162–165, 172, 203
Bauchhöhle 105
Bauchmuskel, gerader 33
Bauchmuskel, schräger 33
Bauchmuskeln 165
Bauchmuskulatur 160 f.
Befähigungsschein 185
Behälter für die Gewichte 89
Beinanzieher 33
Beincurl 110, 136, 191, 214, 220–231
Beinheben 155, 176, 178, 198
Beinpresse 194
Beinspreizer 33
Beinwärmer 91

Besseres Aussehen 81
Bewegungsarmut 50
Bizeps 32 f., 196
Blähungen 56
Blutgefäße 36, 49
Blutzucker 218
Brokkoli 60
Brot 42
Brustkorb 105
Brustkrebs 62
Brustmuskel 33, 166
Butterfly 205

Computertomographie 52
Cool-down 128

Dauerlauf 224
Deltamuskel 33, 166
Depressionen 44
Diabetes 218
Druckgefühl in der Brust 106
Durchfall 56
Durchhalten 78, 86, 137

Eier 42
Einzeltrainingsstunden 186
Entschlossenheit 138
Entspannen 104
Enzyme, Produktion nützlicher 35
Erfolg 226
Erfolgskurs 145
Ergometer 183, 190
Ernährung 9, 43, 50
Erwachsenenalter 30

Fersenstand 126, 136, 179, 204, 215,
    220–231
Fett 38, 40

Fettdepots 40
Figur straffen 21
Fisch 42
Fitness 7, 77
Fitness-Aktivitäten 23
Fitness-Center 8, 23, 25, 181 ff., 186
    ff., 190
Fitness-Einrichtungen 183
Fitnessgrad 185, 216
Fitnessraum 184
Fitnesstrainer 182, 185 f., 190
Fitnesstraining 149
Fleisch 42
Forschungen, bahnbrechende 7
Forschungsergebnisse 147
Fortschritte 219, 226
Fragen 207
Frauenclub 185
Freizeitaktivitäten 69
Fußgewichte 88
Fußknöchel 215
Fußmanschetten 91
Fußstrecker 33

Gebrechlichkeit 18
Geburt, Vorbereitung auf die 208
Geflügel 42
Gehen 23, 110
Gehprogramm 209
Geist 7
Gelenk, künstliches 217
Gelenkiger werden 22
Gemüse 42, 60
Gesäßmuskel, großer 33
Gesundbrunnen 22
Gesundheitszentrum 182
Gesundheitszustand 70
Getreideflocken 42
Gewichte heben 104
Gewichtheben 23
Gewichtsabnahme 70
Gewichtsverlagerungen 66
Gewichtszunahme 70

Glaukom 218
Gleichgewicht 66, 68
Gleichgewicht trainieren 72
Gleichgewichtskontrolle 73
Gleichgewichtsmechanismen 68
Gleichgewichtssinn 65 f., 69
Gleichgewichtsstörungen 74
Grundprogramm 88, 205
Grundtraining 178
Grundübungen 227, 229
Gruppentrainingsstunden 186

Hals 202
Halsmuskulatur 165
Haltung 103
Haltung, aufrechte 156, 175
Hämorrhoiden 218
Hantelablage 92
Hantelbänke 92
Hanteln 88 f.
Hautfarbe 50
Heimprogramm 191
Heimtrainer 92 f.
Heimtraining 24
Hemmreflex 34
Herausforderung finden,
    optimale 132
Hernie 218
Herzerkrankungen 24, 41
Herz-Kreislauf-Fitness 208
Herz-Kreislauf-Probleme 218
Herzmuskulatur 36
Herzpatienten 41
Herzprobleme 19
Hitzewallungen 62
Hormonersatztherapie 51
Hüftbeugen 205
Hüftbeuger 33, 172
Hüftstrecken 113, 136, 179, 205,
    220–231
Hüftstrecker 194
Hülsenfrüchte 42, 60
Hypotonie 71

Insulinbedarf 218
Isometrisch 32

Joghurt 42

Kalzium 55, 58
Kalziumbedarf 47, 55
Kalziumkarbonat 58
Kalziumpräparate 56
Kalziumquelle 55
Kalziumzufuhr 47
Kalziumzufuhr für Frauen, optimale
    58
Käse 42
Kleidung 90
Klimmzug 196
Knieheben 155, 172
Kniestrecken 179
Knochen 54, 231
Knochenaufbau 52
Knochenbau 47
Knochenbruch 48
Knochendichte 20, 51, 54, 66, 209
Knochendichte-Test 48
Knochengesundheit 9
Knochengewebe 49
Knochenkunde 46
Knochenmark 46, 49
Knochenmasse 47, 52
Knochenschwund 20, 48, 54
Knochensubstanz 15, 48
Knochenwuchs 54
Kohlenhydrate 39
Kontrolluntersuchungen, regelmäßige
    10
Kopf 202
Kopfmuskulatur 105
Körper 7
Körperbau 50
Körpergewicht kontrollieren 21
Körperhaltung, gute 7
Kräftehaushalt 86
Kräftezuwachs 36

Kräftigung 20
Kraftraum 184, 189, 202
Krafttrainingsgeräte 189 f.
Krafttrainingsprogramm und Aerobic
    213
Krafttrainingsstudie 19
Kraftübungen 109, 153
Kraftverlust 17
Kraftziele 135
Krebstherapie 57

Laufband 183, 190
Lebensfreude 16
Lebensmitte 30
Lebensqualität 69
Lebenswandel, passiver 17
Lebenszyklus 47
Leistungsfähigkeit 7, 15, 19
Leistungsgrenze 19
Lieblingsaktivitäten 230
Liegestütz 155, 166, 168, 170 f.

Magenkrämpfe 56
Mangelerscheinungen 56
Matchbeutel 90
Mechanische Kräfte 47
Medikamente 71
Medikamente, langfristige Einnahme
    bestimmter 57
Mehrzwecktübung 176
Menopause 15, 48
Mikrofibrillen 34
Milch 42
Mineralstoffe 56
Miniprogramm 180
Motivation im Blickpunkt 26
Motorische Einheiten 34
Müdigkeit 102
Multifunktionsgeräte 92
Muskelaufbau 52
Muskelbrennen 190
Muskelfasern 34, 39, 104
Muskelgewebe 46

Muskelkraft 54
Muskelkunde 30
Muskelmasse 7, 17 f., 30, 54, 209
Muskeln 231
Muskeln stärken 29
Muskelschmerz zuvorkommen 142
Muskelschwäche 70
Muskelschwund 18, 30
Muskelstimulation 34
Muskelsubstanz 15
Muskulatur 33
Myofibrillen 41

Nackenmuskulatur 105
Nährstoffe, wertvolle 60
Nahrung für die Muskulatur 39
Nahrungsaufnahme 39
Nahrungsauswahl 40
Nahrungsmittel, kalziumreiche 59
Nahrungspyramide 39 f.
Nahrungszufuhr 208
Nebenwirkungen 208
Nervensystem 68
Neurotransmitter 34
Nudeln 42
Nüsse 42

Oberschenkel 198
Oberschenkelmuskel 32 f., 110
Oberschenkelquerschnitt 31
Obst 42
Orangensaft 60
Orthopädisches Problem 195
Osteoporose 20 f., 24, 48 f., 51, 53 f.,
    63, 66 f., 71, 217
Osteoporosetherapie 63
Östrogen 47, 61 f.

Periode, Ausfall der 50
Positive Lebenseinstellung 64
Probleme, gesundheitliche 216
Problemlösung 214
Problemzonen 205

Programm 189
Programm für Männer 209
Programm gestalten 129
Protein 41, 212

Quadrizeps 32 f., 110, 173, 191 f., 198

Radfahren 110
Rauchen 50
Rautenmuskel 33
Regeneration 213
Rehabilitation 64
Rehabilitationsprogramme 41
Reis 42
Reps 109
Richtlinien zur Steigerung 24
Röntgenstrahlen 52
Rücken 53
Rücken, gesunder 156
Rücken, Sicherheit für den 101
Rückenmuskeln 202
Rückenmuskulatur 159, 196
Rückenprobleme 201
Rückenschmerzen 216
Rückenstrecken 155 f., 158 f., 201
Rückenstreckmuskel 33
Rückenstreckübung 157, 160
Ruderübung 205
Ruhetag 212

Schienbeinmuskel 33
Schlafstörungen 62
Schlanker werden 21
Schmerz 143
Schmerzgrenze 217
Schnupperkurse 185
Schritte zur Veränderung 78
Schritt-für-Schritt-Anleitungen 26
Schultermuskulatur 165
Schultern 194
Schwangerschaft 208
Schweißausbrüche 106
Schwindelgefühl 106

Schwung, in Schwung kommen 21
Seele 7
Seitliches Beinheben 111, 136, 220–231
Selbstbewußtsein 27
Sets 109
Sicherheit 100
Sicherheit für den Rücken 101
Skilanglauf 9
Soziale Kontakte 82
Spaß am Aktivsein 80
Spinat 60
Sport 9
Sportbedarf 89
Sportcenter 182
Stehend rudern 120, 136, 179, 214, 220–231
Steppinggerät 190
Stimmbänder 105
Stimmungsschwankungen 62
Stoffwechsel 37, 208
Stressabbau 82
Stretchbänder 94
Stuhl 90

Tennis 176
Testosteron 52, 67
Testosteronspiegel 67
Tips für die Zukunft 27
Trainer, der richtige 187
Trainerstunde 188
Training und Gleichgewicht 72
Trainingsbeginn 86
Trainingsintensitätssystem 159
Trainingsplatz 100
Trainingsprogramm 137, 146
Trainingsstil finden 140
Trapezmuskel 33
Treppensteigen 110
Tricks, um aktiv zu bleiben 148
Trinken 50
Trizeps 32 f., 135, 166
Überkopf-Stemmen 155, 174, 178, 192

Überkopf-Trizepstraining 174
Überkopf-Trizepsübung 117, 135 f., 178, 214, 220–231
Überkopfzug 196
Übungen mit freien Gewichten 88
Übungsvorschläge 7
Ultraschall-Test 52
Umgewöhnungsprozeß 78
Umkleideräume 184
Unterleib 53
Unterleibsmuskulatur 163, 209

Verbraucherberatung 185
Verletzungen 19
Verletzungsgefahr 105
Verspannungen 128, 161, 168
Vitaler werden 22
Vitalität 18, 64
Vitalitätsmangel 17
Vitamin D 61
Vorbereitung 78, 85
Vorteile für Gesundheit und Fitness 81
Vorüberlegungen 78 f.

Wadenmuskel, äußerer 33
Wandern 176
Warm-up 102, 108
Wassereinlagerungen 62, 217
Wechseljahrsymptome 62
Wertschätzung 27
Wirbelsäule 194, 203, 209
Wochenplan 214
Wohlbefinden 7, 82, 86

Yoga-Kurs 205

Zehenstand 121, 136, 179, 204, 220–231
Zelltypen 46
Zellwachstum in den Muskeln 35
Ziele hinarbeiten, auf 134
Zusatzübungen 154